艺术·疗愈

超越语言的力量

艺术治疗在安宁病房的故事

U0214598

吕素贞 ———————— 著

THE POWER OF ART
BEYOND WORDS
ART THERAPY FOR PATIENTS UNDER HOSPICE CARE

SPM
南方传媒

广东科技出版社
全国优秀出版社

·广州·

图书在版编目（CIP）数据

超越语言的力量：艺术治疗在安宁病房的故事 / 吕素贞
著. —广州：广东科技出版社，2024.1
ISBN 978-7-5359-8153-0

Ⅰ.①超…　Ⅱ.①吕…　Ⅲ.①艺术—应用—精神疗法—文
集　Ⅳ.①R749.055-53

中国国家版本馆CIP数据核字（2023）第169915号

超越语言的力量——艺术治疗在安宁病房的故事
Chaoyue Yuyan De Liliang——Yishu Zhiliao Zai Anning Bingfang De Gushi

出　版　人：严奉强
系列策划：颜展敏
责任编辑：温微　张天白　曾超
装帧设计：友间文化
责任校对：李云柯　杨乐
责任印制：彭海波
出版发行：广东科技出版社
　　　　　（广州市环市东路水荫路11号　邮政编码：510075）
销售热线：020-37607413
https://www.gdstp.com.cn
E-mail：gdkjbw@nfcb.com.cn
经　　销：广东新华发行集团股份有限公司
印　　刷：广州一龙印刷有限公司
　　　　　（广州市增城区荔新九路43号）
规　　格：889 mm×1 194 mm　1/32　印张7　字数147千
版　　次：2024年1月第1版
　　　　　2024年1月第1次印刷
定　　价：58.00元

如发现因印装质量问题影响阅读，请与广东科技出版社印制室联系调换
（电话：020-37607272）。

推荐序

一场艺术的心灵飨宴

赵可式

只要读本书第一页，保证您就会像我一样欲罢不能、如饥似渴地读下去，即使我生病躺在床上，也想把它读完。这本精致的小书，会让读者获得性灵的升华。

吕素贞老师是我在美国攻读"安宁疗护"时的学妹，我念的是医学院，她念艺术学院，但我们皆聚焦在末期临终病人及其家属的照顾上。安宁疗护强调"四全照顾"，即全人、全家、全程、全队的照顾。因此除了正统的医疗药物之外，还用了许多"辅助治疗法"，例如：音乐治疗、芳香治疗、艺术治疗、宠物治疗等，其中"艺术治疗"是广为欧美国家所重视及珍爱的一种治疗方法。艺术治疗对病人及其家属的心理、生理与性灵层面的帮助极为鲜明。在"全队照顾"的团队中，医护、社工人员当然是必备的照顾者，但其他辅助治疗者，如音乐治疗师、芳香治疗师、艺术治疗师等，常给病人带来除药物以外出乎意料的疗效。只可惜这样的人才非常难找，即使在英美等发达国家，有专业能力，有才华，有爱心，又肯花时间陪伴临终病人及其家属者，也是凤毛麟角，更遑论是在中国台湾了。但也因为稀有，吕老师才更显珍贵。吕老师在累积多年经验后，写下了这本书，我从中体会到至少五项心得：

一、终于懂得什么叫作"艺术治疗"

随着人类社会的发展，社会上出现了许多新词汇，但外行人常搞不清楚。许多人会误以为给病人听听音乐，就叫作"音乐治疗"，或让病人画画就叫作"艺术治疗"。吕老师用十个催人泪下的生动故事，将一篇篇艺术治疗的实境以简洁、优雅的文字呈现在读者眼前。每篇故事之后，再以非常深厚的专业素养以及浅显易懂的词句，点出艺术治疗的核心议题与要旨。这种功力已到了出神入化的境界，使普罗大众也能从中获知艺术治疗的精髓。

二、专家一伸手，境界即不同

从十个真实的艺术治疗故事中，可以窥知真正的艺术治疗大师所用的媒材及方法是如此千变万化，几乎地球上所有可以找到的东西，都变成了可用的媒材及治疗用的道具，而方法更具创意。以第一篇六岁小杰的故事为例，吕老师将小杰画的临终妈妈的手印翻模，做成一只石膏手，并将它固定在画框里，挂在小杰房间墙上。母亲去世后，石膏手成了小杰与母亲沟通的联结桥梁，每天晚上小杰对着妈妈的手说话。但小杰却发现妈妈每天都在向他说："不！"原因是那只手是五指并拢、手心向外竖立着，果然像在传递一个"不"的信息。于是吕老师又做了一只小杰的小石膏手，粘在母亲的大手中，好像小杰依偎在母亲怀抱。之后，当小杰向母亲倾诉时，妈妈都像在对他说："你好乖！"通过这样的方法帮助小杰一步步度过哀伤。

吕老师的创意使人叹为观止，让我们看到了真正的专家，她使所有无生命的媒材都找到了生命，且与生命共融。而且吕老师对每一个人都用了独一无二的方法。

三、"艺术治疗"最重要的媒材是"自己"

虽然任何东西到了吕老师的手中都是艺术治疗的媒材，就像妈妈的旧睡衣也可以变成大熊宝宝，陪孩子睡觉，成为哀伤治疗的道具，然而真正最重要的媒材，其实是"艺术治疗师自己"。从十个故事中，可以看到吕老师不论日夜，不管晴雨，没有周末假期，只要被需要就会陪侍在病人身旁。临终时、丧礼时、埋葬时，在最重要的时刻，吕老师的"临在"比"为他做什么"可能更为重要。就因为这种"高质量的陪伴"，使得病人与治疗师之间产生信任与亲善的联结，随着这种联结的积累，病人开始可以放松身心，并与天、人、物、我产生联结，如此而获得疗伤及性灵的跃升。

吕老师之所以成为这么好的"治疗师"，不只是因为她的专业素养，更因为她这个"人"的品质，因为她自己就是"媒材"或"药材"。

四、失败的案例更显出人世间的真实面相

这本书最宝贵之处在于作者也呈现了失败的案例，并且诚实地展示了她自己人生经验中的迷惘与黑暗，但同时却仍坚定地保持着爱与信心，为神奇、令人敬畏的自然愈合能力做见证。这种谦卑为怀的态度，才使得她不会因为成功而骄傲，也不至于渐渐自大到与受苦的心灵疏离。

五、每一位安宁疗护的从业人员必读之书

身为一位在台湾推动安宁疗护的先驱（请恕我如此不谦虚地自称），我要大声呼吁每一位安宁疗护的同行，包括医师、护理人员、社会工作者、心理师及志愿者们，人人必须读这本书，而且还要在团队中分享读书心得。因为我们虽然不甚懂艺术，不是专家，却能够从本书中学习到许多深刻的人性需要。人性是复杂的，尤其在临终阶段，爱恨情仇的纠

葛，未消化情结的缠绕，完全无法用语言表达或发泄的心理状态，都可一一借着艺术治疗而得到纾解。这本书不只帮助我们了解人性的底蕴，还开启了一道治疗的大门。

推荐本书给安宁疗护的同行，当然不是说其他人就不必看了。任何想要一窥"艺术治疗"之奥秘及任何想了解人内心的探索者，都要读这本书，相信您读完后一定不会后悔，花少许时间，却可以享受一次艺术的心灵盛宴及洗涤。

（本文作者为成功大学医学院教授暨台湾推动安宁疗护的先驱）

艺术的牵引，找到回家的路

林绮云

当今主流的心理辅导或治疗模式是以科学为标准，以沟通对话为主要内容的互动模式。然而，心理学可能是所有学科中最难以科学化的学问，因它探索的是人类最隐晦不明的内在心灵世界，难以从外在的行为客观洞察，又因它探索的是独特的个体经验，纵使学者们努力从人生现象中建构普遍法则，也难以应用在每个个案身上。对一个不习惯以语言表达内在心理世界的人而言，以艺术治疗作为媒介是相当适合的。一如本书作者所言，艺术治疗和一般以语言或对话为媒介的心理治疗颇为不同，是运用艺术创作的媒介让个案（或病人）能与自己、与他人、与宇宙联结，往内探索，发现与开发内蕴的力量与智慧，使自己发生转变。

虽然我对艺术治疗不甚了解，但是我一直对它秉持着肯定的态度。看完本书之后，我对艺术治疗有了更充分的认识。有趣的是，这是一本用文字表达艺术甚至治疗的书，若从更广义的治疗角度来看，它似乎也有故事治疗的功能。

作者借着亲身经历的艺术治疗过程，展现了十个案例中的生活转折故事，栩栩如生；阅读本书时，仿佛见到在失去父亲后又即将失去母亲的小杰，就在我眼前，六岁的幼小心灵如何一再面对如此重大的失落？他能如何表达他的内心感受或用有限的语言与母亲告别？如果没有作者或艺术治疗的帮助，他可能还要失去表达他内心复杂世界的各种可能性。其他如陪伴癌症末期妻子的阿雄、陪伴贵妇海伦的大女儿、陪伴癌症末期母亲的甜蜜克莉丝等，都在人生最困难的时刻，因作者或艺术治疗的介入使病人与其家属之间发生微妙的关系变化，拉近了他们之间原本遥远的距离。

家属面对家人的死亡尚且如此煎熬，临终的病人呢？他们如何面对自己的死亡？

回归本心的历程

临终的病人常见的心理状态一如铁齿的潘妮，害怕、焦虑、困惑、迷失、缺乏安全感等；或是像贵妇海伦安静外表下的痛苦、愤怒、悲伤与质疑；勇士阿强的冷酷或"坚强"；其他如诸多案例中病人在接受死亡时的忧郁、沮丧、自怜等情绪。这些情绪的表达方式反反复复、进进退退、交替出现，绝非一般人所能理解，甚至他们自身也难以承受。作者通过绘画、黏土、图片、毛线团或文字等各种媒材或工具，帮助这些时日已可数，随时可能结束生命的人。

诚如作者所言，治疗与死亡的关系，是在承认死亡无可避免的基础上，让病人通过艺术创作历程宣泄或表达情绪，甚至在"他与作品之间可以发展出一种极私密的关系……一种自我联结……一种回归本心的历程"。也许丈夫过世的阿眉在生命最后阶段完成的那三幅画：《上山》《与丈夫回家》《回家》正是诸多临终的人心情的写照。用作者的话来说，"通过创作，她看见了自己，看见了生命"，"找到心中的平安，找到回家的路"。

我想，也许我们每个人这一生都在用不同的方式，寻找回"家"的路吧！

我与本书作者吕老师素昧平生，会答应为本书撰写序言，纯粹是"艺术治疗"的内容吸引了我，因它一直是研究所重要的选修科目之一，所以本书的出现再度挑起我一直想设立与艺术治疗相关的院系的心愿。阅读本书时，我十分敬佩吕老师对艺术治疗专业工作的投入与奉献，我相信她是个能文又能武（从事治疗）的艺术家、治疗者，我也期待她加入我们当中，一起为营造一个有艺术气息的心理辅导或治疗环境而努力。

期盼未来

显然吕老师在西方社会学习艺术治疗的过程，也经历过跨文化的冲击，严格而言，治疗的理念是西方的精神与做法，但是身为东方人的吕老师，却可以将所学与东方的艺术或文化联结，凸显出东方社会蕴含治疗寓意的各种艺术，也激发我们深刻的反思。其实，我认为自古以来东方社会就一直是个以文疗心的社会，君不见琴、棋、书向来就是我们的修身养性之道！不禁让我联想到，2005年我邀请美国学者卡拉尔·索夫卡教授（Dr. Calar Sofka）指导工作，在一场悲伤辅导工作坊中，她展示西方社会如何运用十字绣、拼布、串珠等活动，从事临终关怀或悲伤辅导的工作。她也"提醒"我们，很多正在没落的艺术或手工艺，如书法、绘画、中国结、刺绣等，我们应该善加运用。

事实上，在我内心深处，期盼未来社会会出现一个画面：大街小巷设有各种由心理师主持的心理诊疗机构，不仅民众养成向心理治疗机构寻求专业帮助的习惯，艺术创作更成为民众日常生活中的一部分，民众能在艺术生活中养心，或通过艺术治疗疗心。更期盼在未来，大学院校也能普遍设立"艺术治疗系"或"艺术治疗研究所"，艺术治疗师可以在前人奠定的文化基础上融入西方的治疗理念，使艺术治疗在我们的社会生根、成长。

让我们，不仅是吕老师与我，一起努力吧！

（本文作者为台北护理学院生死教育与辅导研究所教授暨创始人）

推荐序

寻找自己的智慧与力量

赖明亮

　　吕老师在本书中以丰富的临床经验，对艺术治疗做了极佳的诠释。

　　艺术治疗是以艺术为媒介的一种心理治疗方式。罗杰斯（Rogers）主张心理治疗是一种"成为"的过程，马斯洛（Maslow）也提及心理治疗是使人成为"如其所是"的过程。每个人皆是独一无二的，因此"在正式治疗前，必须先经过诊断，确定症状、治疗期限，设定目标，并选择以何种治疗技术、创作媒材与活动的介入，最后还要评估是否达成治疗目标，这才是一个艺术治疗的完整历程"。这个历程其实很像一个医师使用药物来治疗患者的生理病痛。

　　在个案阿眉的例子中，阐明了每个人皆有创作的本能。我们推测，这种创作本能或许与荣格（Jung）提倡的集体潜意识有关。在治疗过程中，治疗师必须营造一个安全的情境及信任关系，正如书中的个案小杰，通过"尊重、陪伴、倾听、支持"，使接受治疗者可以释放自己负面的情绪，享受创作的单纯乐趣。创作使人放松、专注、忘我，所以我们可以明白个案潘妮在生命末期作画时，旁边的人观察到她就像坐禅一样，全身沐浴在祥和的光彩中。正如《金刚经》所言："应无所住，而生其心。"作画到忘我之境界，则近道矣。

因此，吕老师强调，真正的作品并非图画本身，而是画画的人。只拿一幅画来分析，绝非艺术治疗的真谛。由此推论，我们应允许个人保有创作的自由。根据吕老师学习国画的经验，她认为，从艺术治疗角度而言，即使临摹也是一种创作。书中的另一个案彼得即使是在临摹书画的过程中，也会因释放出自己的情绪而失控。艺术治疗另外有个好处，可以保存作品，加以延伸或处理（如毁掉）。

书中叙述了吕老师许多宝贵的经验。当她给了潘妮滚成一团的毛线而当事人无法解开时，又给了潘妮一把剪刀，潘妮于是用力剪开了毛线团，并且因而非常得意。这使我想起当亚历山大在波斯国苏沙城神殿中，面对着一个死结，曾有预言：谁能解开这个绳结，谁就可以征服波斯帝国。看了一会儿后，马其顿的年轻国王拔出佩剑，一刀将它劈成两半。我们的病人有时的确需要这般快刀斩乱麻的暗示。

又如勇士阿强，虽然也曾高声呐喊着：找不到苦难的理由；最后终能平静接受一切，说道："当我看见早晨的太阳时，我知道我又赚到了一天。"汪中的《先母邹孺人灵表》中，也曾提到父亲早逝，母亲独立抚养他。由于贫穷，冬夜时母子相拥取暖，不知能否度过此夜，"比见晨光，则欣然有生望焉。"对于衣食无缺的我们，每天清晨醒来时，其实更应抱着一颗感恩苍天的心才是。

当头棒喝

看到渐冻人威廉的作品，"色彩灿烂、天地辽阔，但又隐隐透出一种孤寂感"。不禁忆起往昔和好友看黑泽明的影片《梦》中"狐仙嫁女儿"的那段，当小男孩站在彩虹之前，望着宏伟的山川，的确就是那种感觉。在生命的烛光即将熄灭之前，能有此创作，真是灵性的展现。

然而吕老师也承认，艺术治疗并非无往不利。正如在个案刘先生的故事中呈现的，艺术治疗中的致命伤是不信任治疗师的家属。再者，如果当事人不愿意进行，如个案彼得，总以言语推托，再好的治疗师亦无能为力。

正如当代知名心理治疗师欧文·亚隆（Irvin D. Yalom）说过：治疗师最重要的工具是自己。要想分析别人，首先需得自己找个老师分析自己。因此治疗师需要明白自身心理的结构，可能和个案之间的相互反应，以及其对治疗的影响。

本书内容多为在安宁病房工作的经验，可供安宁同行参考。如潘妮曾经提到：医疗人员给予她再好的照顾，都不如病人间的同病相怜。这句话的确有如当头棒喝。正如个案刘先生一样，吕老师也提醒我们，在安宁病房中没有一个病人希望自己是被帮助者，每个病人都恨不得可以和志愿者交换角色，所以在这个地方摆着一副"助人者"的姿态是极不恰当，甚至是粗暴的。因此，以"我们和病人共同来编织彼此的生命"的态度来服务病患是比较合宜的。

在彼得的案例中，我们发现国外安宁团队各专业间的密切合作和联系，足供国内各相关机构借鉴。"贵妇海伦"的案例也提醒大家，宗教信仰有时反而会使当事者无法碰触自己的悲伤。记得中国台湾安宁疗护之母赵可式老师亦曾提到，各种宗教修行者在面临生命终点时，有时反而不易得到灵性平安。这也值得我们警惕。

书中提到一个澳洲的古老神话："有一种鸟，在一生当中会努力寻找荆棘树上最尖锐的刺，然后朝自己的胸膛刺进去，在死前唱出这世上所没有的、美如天堂的歌。"这不禁让我想到，不知道艺术治疗可不可以化为润喉的甘露，帮助这种鸟把歌声唱得绕梁三日？

　　最令我感动的是，吕老师在阿强的故事里提到她曾经画过一张画：崇山峻岭间有两个人站在悬崖峭壁上，惶恐无助，一个是病人，一个是自己。在生死鸿沟间，她不知如何帮助病人跨越。直到梦中，她发现在两人面前的悬崖上出现了一道彩虹，把两山联结起来。期待所有从事安宁工作的伙伴都可以是帮助病人及其家属安渡彼岸的彩虹。或许因这工作困难艰苦，也因在幽暗天色、大雨滂沱中一路奋力走来，我们方得以见到光明重现之后的七彩美景。愿以此短文，除了感恩吕老师的分享外，也与所有安宁医疗团队的朋友们共勉。

（本文作者为成功大学医学院神经科教授）

传播艺术治疗的种子

去美国学习艺术治疗之前，我曾在启智中心担任过专任美术老师，也曾在少年监狱和个人的画室教画，这些经验让我接触到不少类型的特殊孩子。虽然教画的时候，我从未听说过"艺术治疗"这个词，但是在那过程中，我已发现许多孩子因接触艺术创作而得到改变，这些变化最常发生在他们的表达能力、人际关系、学习态度和行为方面。

此外，我更发现艺术创作也能帮助心灵伤痛的孩子，使其得到情绪的纾解与慰藉。因此，随着工作经验的累积，我对艺术所创造的奇迹越来越感到着迷，企图一探究竟，而这强烈的好奇心，带领我走上艺术治疗的"不归"路。

这是一本介绍艺术治疗的书，包含了我在美国学习的部分历程，以及返回中国台湾后的工作经验。不过，我必须先强调：艺术的疗效绝不能只靠欣赏大师的杰作而产生，每个人都可以唤醒沉睡的艺术本能，找回心中创作的热情，借由这样的实际体验，我们才能真正了解艺术治疗的力量。

我在书中借由十个案例来说明艺术治疗是什么。为了不使叙述的范围过于庞大而模糊了焦点，所选取的案例集中在安宁病房，包括美国与中国台湾的病人与其家属，年龄从六岁到七十六岁，性别有男有女，可以说在艺术治疗介入时，他们都处于一个危急的状态。

在每个故事之后，我将分别说明艺术治疗中的一个重要议题，例如：建立医患关系、设定治疗目标、治疗技术的介入，以及艺术与心理的联结而产生的治疗效应……

借由这十个故事，我们也将看到艺术治疗如何运用在东西方文化之中。我有意避开生硬的理论与专业名词，希望从平凡而真实的故事里，让人看见艺术的力量如何伴人走过死荫幽谷。

例如第一篇小杰的故事，重点在于心理创伤，这种伤痛是看不见、说不出又无法碰触的，我将说明如何运用非语言的方式来面对与处理这种创伤。

第二篇阿眉的故事，探讨的重点是每个人与生俱来的创作天赋，真的是每个人都能画吗？我将重新检视自己对于艺术的观点。

第三篇潘妮的故事，探讨的是人的防卫机制，唯有在建立安全感与信任感之后，病人与治疗师才可能形成治疗的同盟关系，而真正的治疗工作才能进行。

第四篇阿雄的故事，一对最纯朴木讷的夫妻，通过隐喻故事的创作，终能达到生死两相安的境界，探讨的是：在治疗中随意分析图画，有时会适得其反。我们要相信病人通过创作与分享是可以产生疗效的。

第五篇海伦的故事，探讨了一个迷思：病人只要接受艺术治疗就会比较快乐吗？事实上未必，心理治疗犹如动手术，它的成败取决于各种条件的配合，也很可能是一个极痛苦的历程，成功与否，病人本身的勇气与毅力是重要的因素。

第六篇勇士阿强的故事更让我们深入探讨：一个人是否必须找到此生的价值才能放手、平安离去？是否"朝闻道，夕死可矣"？治疗技术的运用又该如何因人、因时、因地而有不同？

第七篇威廉的故事中，一位渐冻人在只剩下眼球能动的情况下，还能享受大自然的美与人世间的爱，探讨了一个人在困境中如何找到活下去的力量。

第八个故事里的小克莉丝俘获人心，使治疗师差点迷失，探讨的是：艺术治疗师在养成训练中培养自知之明的重要性，以及从事心理治疗工作者该如何自我觉察、稳定情绪与保持平衡。

第九篇彼得的故事是一个完全拒绝自我的案例。病人是否愿意面对真相，其实是他个人的选择，"自己"也可能是自己最大的敌人。

最后一篇将比较东西方的文化差异以及探讨心理治疗如何在中国台湾实现本土化、目前艺术治疗在中国台湾的现况、未来可能的走向与愿景。

书中亦包含了我个人的心路历程与反思，尤其是助人者如何自助，身为艺术治疗师，除了专业知识与技巧之外，更需要拥有开放的心胸、宽阔的视野与自知之明，重点是：艺术治疗师必须借由持续不断的创作，才能确保个人的身心平衡与工作的良好质量。

此外，虽然我对艺术治疗的功效有绝对的信心，但也无意夸大，在本书里亦包含了失败的案例，呈现出了真实的情况。任何心理治疗方式都有其不足与限制，艺术治疗也不例外。

预防胜于治疗

今天我们生活在一个处处讲求竞争与效率的社会，旧有的价值观已发生改变，许多人在面对人生的问题时，充满困惑与迷失，从而引发各种适应上的困难，甚至出现精神症状，却碍于对精神医疗的偏见而苦无出路。这种非语言的、借由艺术而做的心理治疗，或许是一种更适合国人的方式。

尤其中国人普遍情感内敛、含蓄、不善言语表达，以及笃信家丑不可外扬的观念，艺术治疗因此更能发挥其功效。我个人由衷期望能引进与传播艺术治疗的种子，让更多人受益。

借由本书，我们看到，既然艺术的力量可以在没有任何绘画技巧的临终病人身上发挥效用，使他们在生命的最后阶段受惠，那么，一般人就更能借由艺术活动而获得帮助！只要我们愿意结合艺术与生活，实际投入某种创作，在长期熏陶之下，必能得到内心的安适与心灵的提升。我深信：只要将"艺术即治疗"发挥到极致，其预防的作用将远胜于治疗！

在这些故事中，每一位主角都真有其人，但为保护个人隐私，人名、年龄等都已改写，然而生命的本质是相近的，我们会发现这些在生死之间挣扎、对生命发出质疑的每一位主角，或许都有我们自己以及身边人的影子。

目 录

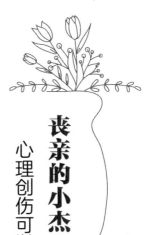

丧亲的小杰

心理创伤可以治疗吗？

他告诉我：『我的爸爸死了，我的奶奶死了！我的小狗也死了！现在，我的妈妈也死了！』

像唱着一首歌，他的语气中有着无奈，却听不出悲伤。

这个六岁孩子甚至安慰正在哭泣的小表哥：『我希望你的爸爸和妈妈永远不会死。』

　　六岁的小杰有着一对又大又亮的眼睛，白皙的脸蛋衬着鲜红的小嘴，任谁看了都会忍不住赞叹一声："好可爱哦！"

　　可是，谁也想不到，可爱的小杰却是一个被命运之神捉弄的孩子：他的父亲一年前才因车祸去世，现在，与他相依为命的母亲又不幸得了肝癌，已是末期，住进了安宁病房。

　　这天，我接到医院社工的紧急求助电话而前往支持。在安宁病房的长廊，我见到一个小男孩正号啕大哭，一边叫着："不要！不要！"

　　一个高大的中年男子正拉扯着小男孩的手臂，这孩子拼命挣扎，医院社工焦虑地站在一旁。她见到我，急忙走过来低声说："小杰的母亲就快死了，她想见小杰，但我们就是没有办法把他弄进病房。"

　　然后，她转过身去，向我们介绍："这位是我们医院的艺术治疗师吕小姐，这是小杰的舅舅白先生。还有，这就是小杰。"

　　这是我第一次见到小杰。

　　我对愁苦着脸的白先生点点头，蹲下来向小男孩伸出手，说："嗨！小杰，要不要跟我去玩一下？"

　　他立刻用力挣脱他的舅舅，把小手放进我的手里，似乎迫不及待要逃离那个地方。我牵着小杰的手站起来，边走边回头，给满脸错愕的白先生一个安抚的眼神："放心吧！"

我知道社工会暂时照顾白先生的。

纸上捉迷藏

于是，小杰被我带到了医院的艺术治疗工作室，里面由病人创作的五颜六色的作品和各种画材立刻吸引了小杰，柔和的灯光与音乐使得工作室中充满温馨。我让小杰东摸摸、西看看，一会儿，再拿出一盒彩色笔，掀开盒盖，说："小杰，这是一盒有味道的彩色笔哦！你要不要闻闻看？"

他好奇地走过来，拿出一支，打开笔套，再凑近鼻尖，深深地吸了一口气，眼睛顿时亮了起来。他小声地说："是草莓的味道耶！"

再试另外一支，"是西瓜！我最喜欢吃西瓜了！"他一支接一支地闻着，泪痕犹在的脸庞渐渐红润起来。

这时候，我把他的一只手放在图画纸上，问他："你会不会用这香香的笔来描你的手？"同时示范给他看。

他说："我会！"就认真地描绘起自己的手来，不到一会儿，小杰把手从纸上拿开，一个蓝色的小小手印出现在图画纸上，他兴奋地说："看！我的手！"

"哇！小杰好棒哦！"

　　然后，我把自己的手放在纸上，同时抖动着我的手指，用挑战的口气问他："现在，我要看看你会不会画我的手？"

　　"我会！"

　　小杰的语气充满自信，抓起笔就开始描绘起来，可是，我故意不合作地上下左右移动、伸缩手指，他必须用另一只手来紧紧抓住这些不听话的"小东西"，于是开始变得手忙脚乱。他先是发出哧哧的笑声，然后渐渐爆出尖叫和大笑，和我玩起纸上捉迷藏。

　　最后，这五只顽皮的"野兽"都被神勇的小杰一一驯服，终于完成了任务。

　　"你好厉害哦！小杰！"当我把手从纸上拿开，他还在咯咯地笑着，只见画面上一只端端正正的蓝色小手，被红色大手的线条歪歪扭扭地围绕着。

　　趁着他还在得意的时候，我故作严肃地说："这一次很难哦！我——看你会不会画妈妈的手？"

　　"我会！"

　　他不假思索地回答，并且立刻从椅子上跳下来，于是，我们手牵手走向他母亲的病房。

母亲的眼泪

进入妈妈的病房，小杰立刻垂下眼皮，我注意到小杰避开的是母亲的脸。当我把病人的手轻轻放在纸板上时，孩子立刻按住妈妈的手描了起来。

床头摆着一张病人过去的照片，我内心深深地叹了口气：难怪这孩子会如此抗拒与害怕！这真是他的妈妈吗？我都不禁怀疑。照片中是一个非常美丽迷人的年轻女子，而眼前的景象却如此不堪入目，孩子的母亲已被病魔与药物折腾得不成人形了：一张脸肿成原来的两倍大，不只头上浓密鬈曲的长发已全部失去，连眉毛与睫毛都不见了，最可怕的是一只无法闭上的眼睛，那水肿的眼球凸了出来，好像快要掉出眼眶的模样，如何不让这孩子看了惊骇莫名呢？

强逼孩子来见妈妈这副模样是多么残忍的事啊！但妈妈临终的心愿又怎么能被辜负呢？

"罗太太！小杰正在画你的手哦！你感觉到了吗？"我试着与病人沟通，但并没有反应。

"小杰！妈妈的手好柔软哦！你摸摸看！"小杰学我在妈妈的手背上摸了几下，又继续画。

"告诉妈妈你用的是什么颜色？"

"粉红色！妈妈最喜欢粉红色了！妈妈，这笔香香的呢！你有没有闻到？"小杰低着头，对着妈妈的手说话。

不能言语的妈妈眼角静悄悄地滑下了两行眼泪。

坐在一旁的白先生掏出手帕掩住了自己的脸，医院社工轻轻地走出了病房。

描好了妈妈的一只手，我们就一起离开了病房，这只手印可能会是小杰一辈子最珍贵的纪念品，虽然他现在还不知道。

给妈妈的礼物

第二天小杰又被带来医院见母亲，只是这次白先生直接把小杰带到艺术治疗工作室。我让小杰与我对坐，一起用一条长线把各色珠子穿成项链，渐渐地他开始叽叽喳喳，有说有笑起来，毕竟人世间的坎坷还不是这小小心灵能够理解的。在我边工作边游戏时，小杰已穿出一条长长的链子，趁他笑着把项链套在我的脖子上时，我问小杰："你会不会帮妈妈戴项链呢？"

"会呀！"

于是我们又一起进入他母亲的病房。这次，他爬上病床，垂着眼皮将项链从妈妈的脖子底下绕过去，我在另一边帮他把链子接过来，打了个结，在妈妈的胸前平稳地挂好。

他怯怯地偷看妈妈一眼，说道："妈咪，这是我给你做的项链。"

想不到这时候妈妈的嘴唇动了，发出沙哑的声音："谢谢你！"

这是妈妈在世的最后一句话。

隔天，小杰的妈妈就走了。我永远忘不了小杰母亲去世的那个晚上。

那天晚上小杰所有的亲人都来到医院，每个人都在流泪，除了小杰。他仍待在艺术治疗室中嬉笑玩闹。

他告诉我："我的爸爸死了，我的奶奶死了！我的小狗也死了！现在，我的妈妈也死了！"

像唱着一首歌，他的语气中有着无奈，却听不出悲伤。这个六岁孩子甚至安慰正在哭泣的小表哥："我希望你的爸爸和妈妈永远不会死。"

印第安战士

这天晚上，小杰创作的是彩绘自己的脸，他选了一个印第安战士的脸谱。小杰坐在镜子前，我和他一起在他的脸上涂抹着一道又一道的色彩，当镜中出现了一个凶恶的战士时，他很满意地咯咯笑了起来。

整个晚上他就戴着这个印第安战士的面具在玩耍。

或许没有一个人能够真正了解小杰的心，但这个六岁男孩有他自己的表达方式。

白先生持续地带小杰来我这，至少每周两次，维持了有半年之久，直到他们搬到离医院很远的一个城市。

小杰在这段时间有很多的创作。大部分时候，我都会让他选择自己想要的媒材（材料和创作的形式），除了平面的绘画之外，他也做些立体的雕塑。这些材料包括了水彩、喷漆、沙石、木块、报纸、杂志等。除此之外，我也利用许多小杰母亲生前的物品来作为他创作的材料，例如他母亲的衣物、照片、饰品……

另外，游戏治疗中的沙盘活动等，也常用来作为小杰创作前的暖身活动，而小杰经常把所有配合沙盘用的小塑料玩具，不管是人物、动物、植物或房子……全部深深埋进沙里。

这样的模式也经常在他的图画中见到，他会把细心画好的图，以大笔蘸上黑色颜料涂抹上去，用力销毁一切（图1），或是搬来一块大石头把刚做好的作品压扁，然后才满意地说："我做好了！"

在我们的艺术治疗工作室中，有一群能干而慈爱的义工。有位擅长做布娃娃的蓝妈妈，利用小杰母亲生前的绒布睡衣，为小杰重新缝制了一个非常可爱的大熊宝宝，让小杰在夜里，仿佛可以抱着妈妈入睡。

那段与小杰一起在治疗室工作的日子，点点滴滴都留在我的脑海中，但最难忘的一幕，却是发生在小杰母亲的灵前。

最难忘的一幕

那天，是小杰母亲的出殡日，我去探视小杰，他的家人忧心忡忡地告诉我，小杰的牛脾气又发作了，他死都不肯进入灵堂，更别说靠近棺材了。

我在挤满了前来哀悼的人群的大厅里，到处寻找小杰，最后才发现他整个人缩作一团，藏在角落沙发的背后，用一块椅垫盖着。我正安抚他时，小杰的表哥跑来对他说："小杰！他们把你做的项链放进了你妈妈的棺材里哦！"

我看见小杰似乎心动了一下，就说："是真的吗？小杰，你带我去看！"

他立刻跳了起来，拉着我的手穿过层层人墙，跑进灵堂，并且爬上棺材旁的凳子，整个身体就趴在棺材上。

"看！我做的项链！"

当小杰正为自己感到骄傲的一瞬间，整个人突然好像触电一样，眼睛瞪得大大的，动也不动地紧紧盯着妈妈的脸。怎么回事？那个躺在棺材里的妈妈变了！已经不是医院里可怕的妈妈，而是从前那个漂亮的妈妈了！

我知道尸体已经被仔细地处理过，水肿消退了，脸上化着彩妆，眉毛弯弯的，嘴角笑着的，头上还戴着鬈曲浓密的假发，而最美丽的是那淡雅洋装上闪亮的饰物——小杰做的项链。妈妈双手交叠、紧紧握着的，正是小杰送给她的最后的礼物（图2）！

就像有个魔法师用魔棒一挥，全世界在刹那间停顿了。大厅里嘈嘈嘈杂的人群突然全部停止动作，像木头人一样被钉住了，一片鸦雀无声。大家全都望向这里！一个动也不动伏在妈妈棺材上的小男孩。

过了好像有一百年那么久，小孩才从魔法中苏醒过来，我在他身边悄悄地说："好美丽的妈妈呀！"

小杰的眼睛没有离开妈妈，声音好像梦呓一般，用耳语回答："是啊！"

那就是小杰见到妈妈的最后一面。在那瞬间世界仿佛真的停顿了，而那神奇的一刻，不只对小杰是永恒的，对我也是。

心理创伤可以治疗吗？

通过小杰的故事，我们看到一个六岁大的孩子如何面对人生重大的失落，也看到在整个艺术治疗的过程中，他的每件作品在创作结束时就已经完成了，不需要任何人做主观的分析或诠释，即使是他的治疗师。

在我和小杰工作的半年里，他一直都表现得活泼伶俐，对一切事物显得极为好奇，并且有很大的创作兴致。每次完成一件作品时，他就大声利落地说："I'm done！（我完成了！）"然后跑去尝试别的主题，或要求换另一套画材，从头到尾都没说过任何表达内心情绪或感受的话语。

在整个过程中，小杰和我都不谈为什么这样画，或为什么那样做。但他的舅舅与舅妈很惊讶地告诉我：小杰每天都数着来医院的日子，盼望着来做艺术治疗，很难相信在不久前，医院对他而言是那么恐怖，一个打死都不肯来的地方。

他们夫妻也表示：小杰每次做完艺术治疗后，都显得更为放松与合作。虽然他们不懂如何帮助小杰渡过心理创伤的难关，但是确实看见艺术治疗颇有帮助，所以不辞辛劳地专程接送，与他一同创作（图3），艺术治疗对小杰的初步影响已不言而喻。

这种不使用语言，而以艺术创作的过程进行心理治疗的方式适合大部分人，尤其适合小杰这样的孩子。只有六岁的他，再聪明也无法理解发生在他生命中的一切，他的内心可能充满了各种无法描述的困惑、迷失、愤怒、哀伤，以及对母亲的思念，面对这样的孩子，我们能怎么帮助他呢？

创造一个安全的情境与信任的关系是我们跨出的第一步。而从第一步开始，艺术即扮演了重要的角色。

我们可以从故事里看到：小杰先是通过艺术创作与治疗师建立联结，之后再借由创作，转移了注意力与恐惧的心，从而与母亲建立联结，最后再从持续的艺术活动中得到治疗。

小杰的呐喊

在小杰的母亲去世后第二天，他被带回医院来看我，但是这次见面他竟主动要求我带他去母亲的病房。在那空荡荡的病房里，小杰爬上已撤掉床单的病床，静静地站在上面一会儿，突然告诉我他想大叫。我说："好啊！"于是小杰面对窗外的天空，大声地喊了几次："妈咪！回来！妈咪！回来！"

那一天他看了所有创作媒材之后，决定要用喷漆。我帮他把画架搬到室外草地上，恰好遥望着他母亲的病房。他先选择浅蓝色喷了一小片天空，再喷上一点绿色，之后，只见他拿起大红色，用他小小的食指用尽全身力气按下喷嘴，从右上角喷到左下角，再迅速地从左上角喷到右下角。眼前赫然出现了一个大大的、血淋淋的"×"！整张画纸几乎被这红色大叉所占满（图4）。然后，他停住了，静静看着红漆像鲜血般慢慢滴流下来，直到凝结，才满意地说："I'm done."。

这个淋漓尽致、鲜红的大叉所发出的呐喊，实在胜过一切声音！

小杰在许多作品里，处处表现出破坏与混乱，其实蕴含了极强烈的情感。在治疗过程中，他不断通过创作模拟、体验、宣泄现实世界里的失落、毁灭、迷惘与哀伤……例如玩沙盘游戏时，他一再将所有塑料小道具深深埋进沙底，或总是摧毁细心完成的作品……

这样的艺术创作过程与作品，帮助小杰通过非语言的方式，充分表达他无法说出的感觉。借由这些创作活动，他可以一再重复现实中所发生的事，让治疗师陪着他一起安全地再经历、再体验，帮助他逐渐稳定与重建。在这些过程中，治疗作用已然产生，无须刻意分析作品，徒增干扰。

有时治疗师只简短地回应："我看到你用石头把作品压垮了"或"我看见你用黑色把图画全遮盖了"即可。

一般说来，即使受创者能以语言表达，大多数人也常不知如何面对心理创伤。因此，他们听到的安慰往往是这些话："不要想那么多！过去的事就让它过去吧！""要勇敢！想想那些更不幸的人吧！""看开一点！就当作没有发生过！"甚至是："我能了解你的感受，那没什么大不了的！""我都走过来了，你也一定可以！""世上不如意的事，十之八九！"最糟的是："这算得了什么？世界上还多的是更悲惨的人呢！"

这些话语不但无济于事，有时还会产生反效果，让已经受创的人受到更深的伤害！而当事人会感觉言语无益，不如不说，最后渐渐封闭自己，让世界远离。

也因此，不以语言为主的艺术治疗在此时更有其无法取代的功效。

超越语言的抚慰

艺术治疗中，对一位心理创伤者所提供的"尊重、陪伴、接纳、倾听与支持"，其实都已隐藏在邀请创作、给予媒材、创造放松的情境、建立信任的关系、允许自由自在地创作……之中，艺术治疗看似温和，其实强而有力。

艺术治疗师与病人互动的过程，本身就是治疗的一环，通过种种无言的沟通，例如为不同的个案提供特别的媒材，用心为个案设计适合的活动，鼓励创作，整个过程中治疗师的态度、引导、举止都有着一种超越语言的抚慰，那是一种使人安心与稳定的力量，让人可以专心投入创作，好让伤痛而迷失的心终能平安归来。

临床试验证明，当一个人专注于创作并乐在其中时，生理上会产生变化：原有的不适感减轻、免疫力增强、自愈的能力提升。当创作达到一种超越时空、浑然忘我的境界时，自然产生升华作用，身、心、灵因此得到整合。

这就是艺术治疗学派中的"艺术即治疗"。创作过程中所产生的疗效可以是无须语言的，但又更胜于语言的力量。

在为有心理创伤的儿童做治疗时，艺术治疗师会为孩子创造一个最适于疗伤的时空，并且把自己化成这安全情境中的一环，静静守候。

艺术治疗师会视孩子的需要适时变换角色，有时像孩子的美术老师，有时像心理治疗师，有时更像一个艺术家，然而，最重要的角色是：全然地接纳与陪伴一颗受伤的心灵，为它神奇的、令人敬畏的自愈能力做见证。

复原之路

小杰每次完成一件作品时，都很干脆地结束，偶尔才会加上一点说明，例如他曾经用粉彩画了一棵大树，树干的线条有一边深深凹进去，形成一个大大的三角形缺口（图5）。他对我说："这棵树正在被砍，它已经快倒了！"说完立刻跑开去玩别的东西。

另一次我教他用圆木框、羽毛和线等材料做了一个"捕梦网"，这是源自印第安人的传说，它会将噩梦捕捉在网上，因此将捕梦网挂在床头，可以保护小孩不受噩梦的惊吓。

小杰认真听懂我的说明之后，细心地完成了一个捕梦网。不过，他看起来似乎意犹未尽，又跑去找了一块大石头，压在整个捕梦网上，才转过身来，看着我说："这就是我的捕梦网！"

小杰的母亲去世之后，我们曾将他母亲的那只手印翻模，做了一只石膏手，并且将它固定在画框里，让小杰带回家，挂在他房间的墙上。

过了一段时间，小杰告诉我："我每天晚上都偷偷地跟妈咪的手说话。"

我答："很好啊！"

"可是……"小杰委屈地说，"妈咪每天都说不！"

"怎么会呢？"

"会！她的手都在说：'不！'"

"真的吗？那你下次带来给我看看。"

下次见面时，小杰把母亲的石膏手带来，我一看才恍然大悟！原来妈妈的手五指并拢竖立着，手心向外，看起来果然像在传递一个"不"的信息。

一个六岁的孩子在视觉上竟然如此敏感，真让我惊讶得无言以对！

于是，我又帮小杰做了一只他自己的石膏手，小小弯弯的，粘在妈妈向外竖立的手心里，好像一只小手依偎在大手的怀抱中。完成之后，小杰很满意地笑了。

下次见面，他告诉我，现在妈咪都会对他说："你好乖！"

就这样，随着一次次创作的完成，小杰一步步朝复原的路走去。

一直以来都不曾表达自己任何情感的小杰，却出人意料地在最后一天破了例。那天在道别与祝福之后，我送他到医院大门，目送着小杰牵着舅舅的手向外走去，突然他回过头来向我挥手，并且大喊："Su！I love you！（素贞！我爱你！）"

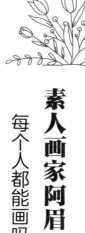

素人画家阿眉

每个人都能画吗？

昙花并不是为了供人观赏而开放的。阿眉的一生，通过丰富的作品展现自己：『我是这样活过的！』

借由创作，阿眉诉说着生命中的种种；借由创作，她看见了自己，看见了生命。她的作品真挚有力、浑然天成，在阿眉身上，我又一次见证了艺术的力与美！

　　阿眉是位六十八岁的女性肝癌患者，台湾东部的少数民族，有六个已长大离家的孩子。阿眉的丈夫长年酗酒，已于几年前过世，大女儿也在一年前因癌症不幸离世，其他几个孩子都远在外地，包括正在监狱服刑的大儿子和感染不治之症的小儿子，这种种不堪的遭遇，使得阿眉看起来满脸愁苦与风霜。所幸，她是一个虔诚的天主教教徒，所以医院里的小小祈祷室就成了她的避难所，只见她经常一个人躲在里面，以母语喃喃地向神诉说、祈祷。

　　我第一次拜访阿眉时，她以非常谦卑的态度、支离破碎的普通话与我应答，并且很诚恳地向我坦露她的心声，告诉我她身体的疼痛，夜里睡不着的难过、孤单，尤其是她非常想念孩子，盼望他们能来医院探望她……

　　当我试着建议她写信给她的孩子们时，阿眉表示她不会写字，于是我说：“那我们就来画吧！”她看起来对这个提议感到很兴奋，但立刻又担心自己不会画。不过在我的鼓励下，她接受了我为她准备的几张卡片纸、彩色笔和信封。

　　第二天，当我再去探视阿眉时，她正坐在床边，一看见我立刻微笑着从枕头下拿出一堆东西，像孩子般双手捧着交给我，语带羞涩地说：“我不会画了ㄋㄟ①！”

————————

①注：汉语注音符号，拼音为nei，意同“呢”。

但我看完之后深受感动，那些纸张已被画得五彩缤纷，一张张的卡片虽然画得各不相同，却都有着一颗大大的红色爱心！最让我错愕的是，阿眉竟不知信封的用法，连我预备让她装卡片的白色封套的前前后后也都给画满了！

她花了一整个晚上用彩笔细细刻画出一个母亲的思念和呼唤，我看见整夜没睡的她，脸上却布满一层灿烂的光彩。听着我的赞赏，她不好意思地说："我睡不着就起来画图。"还认真地加上一句："很奇怪了ㄋㄟ，我一画画，肚子就不痛了！"

全新世界

这次绘画体验带给阿眉一个全新的世界：原来绘画也可以是一种语言，一种不需要文字的语言，而她可以通过画图，尽情说她想说的话！

阿眉非常善良纯朴，在接受画笔和画纸等媒材时，总会推辞一番："不要！不要啦！留给别人用啦！"刚开始，我会在第二天发现她画是画了，不过保留了我给她的全白画纸和彩色笔，转而用圆珠笔在撕下来的日历或前一天的旧报纸上画图。

于是，每天我都帮她把这些她用圆珠笔画的画：丰年祭的庆典、唱歌跳舞的女孩、山上的花朵……一个一个仔细地从报纸、日历纸上剪下来，排列在一张白色图画纸上，再小心地用胶水粘上去。她专注地看着我做这些，最后，她点点头，下了结论："你是真的喜欢我的画！"

从此，她不再坚持用旧报纸画了，开始大大方方地用白纸和整盒彩色笔，一张一张地诉说着她过去的种种快乐时光：族人的庆典，她所喜欢的花儿、蝴蝶，山上的教堂，当然还有她与孩子们在一起的生活点滴。

阿眉一直以来都有睡眠障碍，自从开始画画之后，她只要睡不着便干脆爬起来画画，打发漫漫长夜，所以作品数量迅速增加，两个月已经画了近一百张。这些画张张色彩缤纷，都充满着天真趣味，且气氛欢愉。

看见自己，看见生命

越来越多人发现这位在医院病床边作画的婆婆和墙上琳琅满目的图画。阿眉是第一位在病房中这样大量画画的病人，因此引来了各种新闻媒体争相报道，他们称颂阿眉是"了不起的素人画家"，大肆渲染，从而引来更大批媒体的追逐。阿眉带着掩不住的兴奋对我说："你看！他们都喜欢我的画呢！"

天真的阿眉因此交了不少朋友，虽然当初阿眉画的卡片并没有带回她的孩子。但最后她满心愉快地表示：是因为"图画"把这些人带到她的身边，因此"这些人都是我的孩子！"从这里，我感受到阿眉乐天豁达的性格与智慧。

这一阶段她画了不少围绕在她身边的人，画里热闹极了。

此时阿眉的病情似乎也有了好转，于是医生建议让她回家疗养，并且继续提供居家服务。阿眉顺从地接受，准备回家。

但是我发现她的画开始有了转变，阿眉夜里悄悄爬起来，在墙上自己的许多旧画中加了一条条黑色小蛇，然后，隔天晚上，又悄悄将这些蛇涂得更粗、更大一点。

几天之后，蛇都已变得粗壮，我好奇地问她："当你看到蛇的时候会怎样？"她面有惧色地说："我好害怕！"声音透着惊慌："我最怕蛇了！以前上山工作时，看到蛇，我会吓得丢下工作，赶快跑回家！"这些蛇的出现正反映出她此时的心情。

这个阶段，阿眉不再画过去的欢乐时光，而是画她自己躺在医院病床上，四周围绕着医生、护士和医院里的大批志愿者。画中人群的大小比例：中间最大的一个是躺在病床上的阿眉自己，然后依序是医生、护士，最小的是志愿者们。她告诉我这个主题是"我病了，医生、护士和志愿者们在照顾着我"。

见证艺术的力与美

离开医院的前一天，阿眉给我看了三张画。这三张的画风有极大的转变，画中充满了前所未有的大量黑色。

第一张她以急促混乱的线条画了黑色的山、山顶上红色的十字架与一些模糊的深色人影，主题是"上山"。

第二张是"与丈夫回家"，画中同样强调着红色十字架、深色的山，中间有一条通往天上的路，凌乱的线条中隐约藏着几个黑色人影，其中有两个人手牵着手。

最后一张是"回家"，画面分割成地上和地下两个世界。地面上有深色山峰与幢幢人影，就如前面的两张；地底下以剖切面处理，让观画者可以看见有两个人影正携手进入一栋房子，似乎意味着地上、地下生死两相隔，但她在地底下有丈夫相伴。

这三张画的颜色、笔触、内容，虽然与阿眉过去的创作有明显的不同，却是有着特殊的连续性，从开始的阴暗、沉重与混乱交错，到最后一张的层次分明。显然在创作过程中，阿眉的心境从焦虑混乱到稳定，最后，已经恢复了某种秩序。

阿眉对这三张画并未多做说明，或许语言本是多余，她已借由这连续的图画过程，整顿好自己的心绪，准备回家了。

阿眉回到山上之后，我每周仍然去看她。随着时光流逝，媒体与新朋友逐渐淡忘了她。阿眉回家之后直到过世，画作不多，其中一张是：许多山上的大老鼠在画面的四周围绕着，而中间是一株根部泡水的垂死的花。最后一张是：阿眉在整张纸上满满画着众多飞舞的彩蝶。

阿眉在人生的最后阶段里，昙花一现所展露的，与其说是她的绘画才华，倒不如说是她借艺术寄情的能力。她在创作里呈现着自己一生中的美好、欢乐、恐惧、慌乱、安心与归宿。虽然媒体曾经争相报道，众人曾经聚集围绕，但都只是过眼烟云，像生命中的过客，来来去去。有多少人真正懂得她所传递的信息，其实并不重要。

昙花并不是为了供人观赏而开放。阿眉的一生，通过丰富的作品展现自己："我是这样活过的！"

借由创作，阿眉诉说着生命中的种种；借由创作，她看见了自己，看见了生命。她的作品真挚有力、浑然天成，在阿眉身上，我又一次见证了艺术的力与美！

每个人都能画吗？

从阿眉的故事，我们看到一位孤独老人在最后的旅程中，第一次拿起画笔来彩绘人生，虽然刹那的绚烂像流星划过天际般短暂，却足以令人惊艳。

"每个人都能画吗？"我们在这个故事里看到一个真实的例子，原来画画是每个人与生俱来的本能。阿眉从未受过任何正规的学校教育，但这反而成为接受艺术治疗最有利的条件，她没有任何艺术观念和技巧上的包袱，所以能充分享受艺术创作中最可贵的"自由"。她的纯朴、开放，让她的作品直接、有力、毫不做作，自然而然地搭起了内在与外在世界的桥梁，让我们看见一个生命的绽放。

大多数人常受限于对艺术的既有成见，要跨出创作的第一步极为困难，而真正的障碍来自个人受到束缚的头脑。因此，艺术治疗师总要先费尽心力，将病人脑中一层层的死结解开，其实这才是最耗时费力的工作。

试想如果我们打开鸟笼的门，对鸟儿说："飞呀！去享受自由吧！"笼中鸟就会开心地一飞冲天，立刻去享受它的自由吗？未必，因为"自由"是什么，对于被关得太久的鸟儿来说，可能已经遗忘了，因此反而却步不前了。

我常在演讲时，问在场的成年人一个问题："认为自己不会画画的人请举手。"举手的人总是占了全场的大多数！

然后我告诉他们，当我问幼儿园的小朋友"谁会画画"时，通常百分之百的小朋友都会高举着手，喊："我会！我会！"

于是，我接下来问了一个谜题："猜猜看，有什么东西是我们本来就会，但越受教育越不会的？"

这时，许多人就会露出微笑，因为他们刚才都举了手。

为什么我们的艺术教育，竟把大多数人教得对画图感到自卑，对创作望而生畏？这实在是很值得我们深思的问题。

艺术到底是什么？

由于许多人对艺术的想法仍停留在：看画就要看得"懂"，画图就要画得"像"的层面，从而认为艺术治疗从一幅画就可以看出一个人的问题所在。因此，每当我在各种场合谈艺术治疗时，都不得不先从"艺术到底是什么？"开始说起。

去美国学习艺术治疗之前，我曾在启智机构和少年监狱教美术，那些特殊的孩子让我这个学院派出身的老师深深受到启发。当时我亲眼看见画画之后产生的奇迹：原本不说话的孩子变得愿意开口，孤独症的孩子有了反应，固执的孩子变得柔软，叛逆的"非行"少年①开始积极合作……我发现他们所展现出来的创造力比一般人丰富，其作品中释放出来的情感也特别强烈！

他们的改变是怎么发生的呢？当时的我并不知道。我只记得那些学生投入创作时，脸上有一种放松、专注与忘我的表情，那种纯真的美令我感动！当时的我坚信："行为有对错，但情绪没有对错。"因此以一种更开放与接纳的态度，鼓励学生在创作时充分表现个人的情绪和感觉，让他们在艺术的领域里，暂时放下外面世界里的竞争、比较与批判，完全享受艺术的纯净、创作的自由与个人的独特。奇妙的事情就这样发生了！

当年的我曾思考："艺术"是否隐藏着某种东西，可以带给人改变的力量？尤其当一个人在使用语言、文字的能力

①注：一般来说，在中国台湾有以下七种行为的青少年会界定成"非行"少年：1. 经常与有犯罪习性之人交往；2. 经常出入少年不应该进入的场所；3. 经常逃学或逃家；4. 参加不良组织（黑社会）；5. 无正当理由经常携带刀械；6. 非法吸食或注射毒品、麻醉药品以及精神药品等；7. 犯罪未遂而为法所不罚之行为。

有障碍，或行为受到限制时，艺术创作是否会带来一种特别的力量？艺术所提供的"自由"，是否在此时特别有意义？

这样的好奇，让我很自然地走上艺术治疗这条路。

我的学习之路

虽然在教画时期，我已发现艺术创作对某些人所产生的力量，这是我在学院中所不曾学过的，但是在往后学习艺术治疗的历程中，对于"艺术""创作""美""治疗"这类议题的观点，我还是经历了几个不同的阶段。

刚到美国时，我对美国人随便涂鸦或搞怪，动不动就冠上"Art"（艺术）之名，实在无法苟同，甚至内心唾弃不已。因为我们中国的画家，哪怕是数十载寒窗苦练出来的笔墨功夫，都还唯恐自己只是"匠"而已。那些毫无美感，看起来除了玩弄感官、情欲、暴力之外，就是些刺激、耸动的东西，哪配称作"Art"！

然而，在曼哈顿的视觉艺术学院学习的那两年，我受到校内外后现代艺术的影响和各种观念的冲击，卷入课堂或课余师生之间无休止的辩论，加上艺术知识与创作经验的累积，我慢慢松动了！对于什么是艺术，开始有了更宽阔的视野。

在我离开纽约，前往新墨西哥大学之前，我发现自己莫名地被博物馆中的印第安沙画所吸引。巧的是，在新墨西哥大学研修心理治疗的那一年里，我有机会深入接触印第安文化。我的美国朋友和同学，包括一位嫁给印第安人的白人女孩，带着我在沙漠、荒野里的岩壁上，印第安保留区的图书馆中，寻找印第安沙画的痕迹与文献。我发现印第安沙画原来是用来治病的，而且，这种天人合一的艺术与智慧，竟与中国思想文化有相近之处。

这时候的我经过种种探访、阅读与讨论，对于东西方艺术哲理的异同有了新的体悟。我所关注的焦点，由西方艺术、印第安艺术，再回到东方艺术与中国艺术，它们有着奇妙的联结，似乎由东而西，再回到东，画了一个圆，可说是"见山又是山"。之后，我继续前往俄亥俄州一探艺术治疗的奥秘。

在俄亥俄州的四年里，除了完成必修的学位与论文之外，我花了比规定实习时长还多数倍的时间在各个医院里工作，详细观察病人，而他们才是我真正的老师。我仔细研究每个病人是否都能创作，研究他们在创作的过程中，到底发生了什么变化。

此外，我更不忘在课程中探索东西方艺术内涵的异同，其中让我获益最大的是一门"以图画作为诊断工具"的课。

这门课的教授极其慎重，他要求每名学生都必须找几个年龄、症状类别不同的研究对象，以录像、录音的方式，让每个研究对象做十套各不相同的图画评估测验。每位学生都需要写下详尽的记录再加以评估。

不止如此，我们还必须通过观看这些纪录片，跟随研究对象的创作顺序、速度、动作，一笔一画照着画一遍。这门课对美国学生来说，无疑是最痛苦的折磨，因为他们很难忍受必须临摹他人的作品。只有我认为临摹是驾轻就熟的功夫，中国画不都是这样学的吗？

其实不然，我很快就发现同样是临摹，其效应竟大不相同！因为在这些病人的作品里，有某些东西是我们临摹的中国大师的作品里所没有的，那是一种强烈的、可怕的负面情绪。当我们一笔一画认真地临摹时，会不知不觉地进入病人的内心世界，渐渐被作品的氛围所环绕，我们感受到一些莫名的负面情绪被激发出来。

此外，每个学生必须在上课时，把各自带来的病人作品悬挂在教室墙上，一起观看。当整间教室挂满了病人的作品时，身在其中的我们竟先后产生极不舒服的反应。那是一种沉重阴郁，情绪被负面能量所笼罩的诡异气氛，让人喘不过气来，几乎窒息，每个人都有一种想快点逃离现场的欲望。

探索之旅

大家都感受到病人的作品对健康人的影响是如此直接而强烈，身为中国人的我，更是受到这个现象的冲击。然而，我却有着一种豁然开朗的领悟。

这让我想起在中国美术史中，常提到画作本身所透露出来的"气"可以直接让人接收到。书中曾记载有人感受到作品的"杀气"，而那正是一个杀人者的画作，中国人相信作品确实能显现一个人的内在性情。因此，在中国画里被选来作为临摹的作品，此作品画家的人品必须重于一切。

当我从临摹病人的画中，感受到与临摹中国大师作品截然不同的效应时，才重新检视自己学习中国艺术的历程，思考东西方艺术的差异，开始思索中国传统艺术里的"临摹"，或许藏有更深的含义，未必是毫无创意。

所谓的"基本功夫"，或许在临摹过程中，锻炼的作用已然存在，只不过这些功夫不是为了储备创作的技术，更不是为了在将来创造出伟大的画作。它强调的是"当下"，更注重在那一笔一画挥毫之间，去创造一个更有修养的"人"。其实真正的"作品"不在图画本身，而是那个画画的人！

中国艺术讲究陶冶性情、潜移默化、改变气质与修身养性，而这不就是今日我们所追求的心理健康与性灵的提升吗？因此，我认为中国传统绘画中，临摹本身很可能就已经是一种目的，是一种创作。当一个人全神贯注于磨墨、挥毫、临摹时，这整个过程其实就是艺术治疗中的"只要愿意动手创作，就已产生了疗效"。

回到起点

从阿眉的例子，我们可以看到一个人越是纯朴随性、不刻意表现、不卖弄技巧，越是能感受到艺术的力量，看见内在生命的展现！阿眉是我所见过众多能够创作的病人之一，这些人一再向我证实了人类天生的才华、潜力无穷，以及每个人都是可以创作，可以画画的。

因此，如果再有人问我："病人画的那些东西是艺术吗？"我可以很肯定地回答："是的！那是艺术！毫无疑问。"若有人质疑："那临摹呢？"我也会回答："是的，临摹的过程就是目的，也是一种创造。它是艺术。"我深信只要破除对艺术的迷思与创作的障碍，任何人都可以画画，并从中受益。

绕了大半个地球，我仿佛画了一个大圆，最后回到了起点。七年的探索之旅，使我终于深信每个人都可以创作，只要愿意，艺术就能让人找到心中的平安，找到回"家"的路。

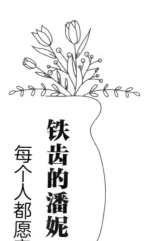

铁齿的潘妮

每个人都愿意画吗？

在彼此的分享里，我们都深深相信：这一段共同编织的生命是永远分不开的，就像这件作品。潘妮就像那只编进我生命里的火鸟，只要我活着，她就活着；而我，将传递与散播艺术治疗的力与美，就像那棵树，生生不息。

潘妮是一位四十九岁的白人女性，从小生长在一个父亲酗酒的家庭，有两个姐姐。她曾有过三次婚姻，结束第三次婚姻后，便独自抚养一个女儿长大，如今女儿已二十七岁了。其实早在潘妮十几岁的少女时期，她的身体和脸上便开始出现小痘痘，当时并没有特别留意，但随着年纪渐长，这些痘痘越长越大，变成了无数的小瘤，遍布全身内外，直到最后侵入肝脏，才被判定是恶性肿瘤。

即使潘妮向来善于装扮，会巧妙地利用帽子、领巾、彩妆和服饰来掩饰这些小瘤，但她内心深处一直认定自己是丑陋、不值得被善待的，更不相信有人会真心爱她。她的生命早已被长期的抑郁、消极与愤怒所腐蚀。

我是在医疗团队的定期汇报中得知潘妮的状况。根据报告，她颇为封闭，缺乏系统性支持，急需帮助。我发现潘妮的病房隐藏在整栋建筑的角落，但这是出于她的要求，而且房门永远紧闭，她总是以一种冷漠粗暴的态度拒绝所有医院义工的探访。

但是，她并不排斥我，或许是看见我并没有被她遍布肿瘤的外表所惊吓。即便如此，我们还是花了很长的时间才进入状态，因为"信任"一直以来都是潘妮的主要问题。她总是质疑我提供的创作媒材或活动，质疑我的企图，每次总要拒绝在先，和我拉扯一番。直到最后，她终于相信我绝不会勉强她去做任何她所不愿意做的事，于是态度慢慢软化，才有了投入的意愿。

卸下心防

一开始，潘妮总会要求我也动手创作，她会扬起眉毛，挑衅地说："那你自己为什么不做？"所以我们似乎变成了三人小团体：我同时扮演一个团体成员和一个领导者。每次完成创作后，潘妮会固执而强悍地要求我先分享心得，于是我示范给她看：一个人是可以真诚地表达自己而不必害怕的。在早期阶段的三个月里，这样的互动模式慢慢让潘妮卸下心防，逐渐对我产生安全感与信任。

潘妮同意接受个别艺术治疗，谈到设定治疗的目标时，她自嘲地说："我要在死去之前搞清楚自己到底是谁。"她曾无奈地表示：她还不知道自己是谁，竟然就要死了！于是，自我探索与找寻生命意义便成了我们共同设定的目标。除此之外，我还为她加上：破除孤立感、纾解情绪与提高生活质量，作为其他的治疗项目。

在下一个治疗阶段，潘妮已能独自创作，不再执意要求我也一起动手，并且能主动分享。但是此时她的身心状况起伏不定，情绪一触即发。她的画常用沉重的黑色颜料大笔涂鸦，眼泪与水彩一起奔流。画纸上总是涂满了杂乱交错的色彩和狂飙的线条。有时她画完了什么也不说，露出一种拒人于千里之外的孤傲表情，有时则是若有所思，独自垂泪。这时候，我只是静静地陪伴，递面纸。结束时，她会低声道谢，蹒跚走出治疗室。

触动与领悟

之后，我准备了许多圆形厚纸给潘妮画"曼陀罗"①。借由每次画圆形"曼陀罗"所产生的收敛与凝聚力量，潘妮渐渐地能够更贴近自己，走进深层的内在世界（图6、图7）。

有一天，潘妮在创作中被自己的作品所触动，让她产生极大的顿悟，促使她的生命有了突破。

在那幅画里，天空布满了急促、混乱的线条，左下角是

①注：心理学家荣格将印度曼陀罗的观念引入现代心理学范畴，这个词在印度意味着圆心及圆周，是"小宇宙"的意思。艺术治疗师常鼓励病人发挥天马行空的想象力，不在内心设想图像，自然而然地在圆形里创作，以获得沉静并接收来自内心深处的信息。

茂盛的野花，右下角是人们在山坡上放风筝、跳绳和游戏。在画面的正中央有着一个厚重的黑色方块，里面藏着一个小小人儿（图8）。

完成作品后，她抬起头，阴沉的双眼充满怨恨地说："我不知道为什么太阳每天照样升起，花儿每天照样开放，人们每天照样嘻嘻哈哈的！"我专注地聆听，一再同理她的感受并给予支持。她沉默了，静静盯着画面许久，脸上愤怒的神情慢慢缓和下来。

突然，潘妮指着画中的小人对我说："你知道吗？我发现这黑盒子里的人是我！"她脸上露出一种极为悲伤的表情："我很沮丧……我一个人困在这黑盒子里出不来！"她开始哭泣，"我想要出来！我希望有人把我拉出来！"她放声大哭。

过了一会儿，我问她："潘妮！你现在有什么感觉？"她啜泣地说："我觉得好孤单！好寂寞！全世界都离我而去！我……谁能帮助我？"我说："你困住了，觉得好孤单，希望有人帮助你走出来。"她含泪望着我，眼中尽是未曾有过的脆弱与无助。

经过这次强烈的情绪宣泄之后，我发现她变了许多，不再时时摆出孤傲强悍的姿态，脸部的线条也柔和许多。最明显的是，她的病房大门已经打开了，也会主动与人交谈，开始接受医院义工的探访。

画出疼痛

随着治疗的进展，我们之间的关系更加稳固，可以一起探讨的议题也更广泛和深入。有一次潘妮抱怨腹痛，我问她愿不愿意将"疼痛"的感觉具象化，尝试去呈现"疼痛"的样貌。我向她解释："如果可以看见疼痛的话，它会是什么样子？"她皱着眉，一口回绝："我不能！"并且责怪我给她出难题，然而过了一会儿，她还是顺从地拿起笔来画。

那是一个黑色、坚硬得有如椰子般的东西，里面有一张红色丑陋的脸。潘妮画完之后，脸上露出笑容，颇为得意，还将它取名为"查理"（图9）。她解释："这名字是男人的总称，因为男人总是带给我痛苦！"

然后，我请她闭上眼睛，想象脑海中出现一个拥有强大力量的保护者，之后再把它画出来。这一次，潘妮睁开眼睛之后很快地动笔，迅速而果断地在纸上画出一个大笑脸的太阳（图10）。完成后她又笑了，非常满意自己的作品。她对着画面点点头说："对！阳光总是能带给我力量！"

完成这两幅作品之后，我教她运用音乐与冥想，让太阳这个充满力量的保护者，从潘妮的脚拇指进入体内，使得温暖和爱的力量充满全身。当"太阳"遇见"查理"的时候，就让他们对话。潘妮很乐意尝试，之后亦经常使用。我发现她一直沿用这个方法，直到生命最后的日子。

纠缠的毛线团

有一次，在潘妮又掉进悔恨与自怜的旋涡时，我带了各种颜色纠结缠绕、乱作一团的毛线给她，要求她将毛线团解开来，作为创作的材料（图11）。她先是瞪了我一眼，说我又在捉弄她了，但过不了一会儿，仍是乖乖地开始做。

然而她越是企图拆解，越是陷入更深的困境。就在她即将失去耐性的那一刻，我递给她一把剪刀，然后看着她快刀斩乱麻，唰唰几下就把毛线团解决了。她的脸上浮现一种痛快的表情，很快地将这些已经变成短短一截的各色毛线做成了一张小丑的脸（图12）。

她与我分享：小丑的脸是她这辈子最害怕的东西，因为小丑总是化着厚厚的浓妆，将真实的脸藏在里面。她说："你永远不知道小丑的真面目！"还边点头边说，"是啊！就像一团你永远解不开的谜！"

通过剪断解不开的毛线团这个活动，潘妮发现，拼命寻找答案只会越陷越深、无法自拔。在剪断毛线那一瞬间，她体验了一次舍弃与放下，生命中的现象并非一切都有答案，作茧自缚只会把自己困死。这一次，她带着顿悟的神情，离开了治疗室。

不过，害怕、焦虑、困惑、迷失、缺乏安全感，仍是潘妮作品中一再出现的议题。这些思绪与情结紧紧纠缠着她，是她一辈子都说不出、理不清的东西，最后才终于靠着非语言的创作过程，让她稍能拨云见日（图13）。

病前与病后

另有一次，当潘妮又被忧郁沮丧淹没时，我让她做杂志剪贴的活动，题目是"我的一生"。潘妮此时动手创作的意愿和速度已明显提高，她很快地在纸上剪贴起来。完成后的作品是一幅二分法的构图，由一条断裂的链子将画面分割成对立的两边，左边由许多图片呈现的是"病前"，右边则是"病后"的画面（图14）。

很明显，潘妮正处于黑白二分法的非理性思考状态，画面中表现出：病前一切都是光明美好，而病后一切都是黑暗丑陋。虽然，这并不是他人所看到的潘妮目前处境的"真相"，却是潘妮此刻内心所感受的"现实"。难怪她如此消沉沮丧。

在这个阶段，潘妮已经与我建立了信任的关系，因此便可以进一步为她设计活动，让她看见医院生活的苦与乐，看见病前不是全好，病后也不是全坏。这种非语言的方式温和有力，因为她可以从自己一系列的延伸作品中看见内在的矛盾冲突而无可遁逃，得以进一步去面对与处理，从而产生新的领悟。

潘妮住进安宁医院的这段时间，病情几度起伏，但少有亲朋好友前来探视。偶尔只有她的大姐会来看她，她的女儿却很少出现，潘妮的解释是：女儿因忙于工作赚钱与交男朋友，所以无法前来。

定期施行的艺术治疗，使潘妮的情绪渐渐稳定下来。没想到在她愿意放下身段之后，竟变得颇有人缘，也结交了不少病友，他们会彼此交谈、探访和关怀。

虽然刚开始时，她免不了会因病友的过世悲伤、难过，甚至退缩、不敢再与其他病人做朋友。然而通过艺术治疗，潘妮可以在创作中不断学习去面对生命中的种种议题，包括其中的"分离"。

她坦白表示：医疗人员给予她再好的照顾，都不如病人间的同病相怜，以及彼此因相知相惜所得到的慰藉多。经过创作与深入探讨，她终于得出这样的结论："虽然失去朋友时很痛苦和悲伤，但拥有彼此的感情更珍贵，所以我还是选择要与其他病人做朋友。"

我目睹了潘妮在如此有限的时间里，从医院里的人际关系中学会取舍、学会珍惜、学会分离，能够坚持与放下，并且为自己的选择承担后果。在不断面对问题，学习生命中的各种功课之后，潘妮的心理状况逐渐得到改善，自我觉察能力得到提高，整个人看起来光彩丰润而平静。

悲喜交集

潘妮的五十岁生日是在安宁医院里度过的，大家为她举办了盛大的生日宴会，除了医院里的人之外，她的家人全部到齐，连许久不见的亲戚们也来了。她没想到自己的改变，可以让周遭一切像滚雪球般跟着改变。面对睽违已久的众人的祝福，她感慨万千，并私下告诉我：这样的感受对她来说是第一次，也将是最后一次，她的心情是悲喜交集的。

接受艺术治疗六个月之后，潘妮已经很能享受艺术创作的乐趣，尤其是她培养出一种很独特的才能：能在极短的时间里，凭直觉从许多杂志中快速选取她要的图片，然后剪贴在纸上，完成一件颇有内涵与深度、令人感动的作品（图15）。而在创作过程中，她整个人表现出来的高度专注、果断与自信，让我叹为观止！

在下一个治疗阶段，我提供更多创作机会，让潘妮去面对人生的议题，进行生命的回顾与整理，结果她有了许多发现与领悟。例如她在创作"与女儿共同对抗全世界"时，深刻感受到：能够常年独自抚养女儿珍妮、奋力对抗残酷的现实、保护女儿长大成人，原来是她此生最珍贵与最伟大的成就，这种发现让她感觉很踏实。

最后的阶段，潘妮每天已经离不开艺术创作。这时她常选用彩色铅笔，以一种细腻的笔触，花上几个小时，慢慢精雕细琢地画满整张纸，艺术似乎变成了她与生命的对话、沉思，以及一种禅修。这时的潘妮与刚进安宁病房的她真是判若两人。当她独自静坐时，我看到她整个人在宁静中透出一股祥和的色彩，仿佛灵魂已经离开我们，到了一个神秘美丽的境界。

这期间她曾创作一件作品即《留给女儿的话》（图16），并且对着镜头展示这件作品，让我录下她的影像和声音，送给她的女儿。她说："我挚爱的珍妮，我想对你说，这世间最美好的东西是阳光、晚霞、雨后的彩虹、鸟儿的歌唱、人们脸上的笑容、与所爱的人在一起……就是我画在图画上的这许多东西，我想告诉你的是，这些东西都不是金钱买得到的。而我们一生汲汲营营到底在追求什么呢？你能不能看见我们生命中最珍贵的东西？我只想让你知道，这是我留给你的礼物。我爱你！"

生命树与火鸟

潘妮接受艺术治疗并和我一起工作了十个月之后过世。她人生最后一段的成长犹如她画的树，每隔一段时期，她画的树都变得更加高大、强壮和茂盛。潘妮是我实习阶段投入治疗工作时间最长与最完整的一位病人，她以她的生命和死亡教导了我。

最后一次治疗时，潘妮和我共同创作了两幅编织作品。我们先以颜料各自在画布上作画，她画了一棵树，我画了一只火鸟，再将两幅画剪成许多长布条，然后各取一半彼此的布条，将之编织起来，完成后，便各自拥有了一件由两人的画紧紧交织在一起的作品（图17）。

在彼此的分享里，我们都深深相信：这一段共同编织的生命是永远分不开的，就像这件作品。潘妮就像那只编进我生命里的火鸟，只要我活着，她就活着；而我，将传递与散播艺术治疗的力与美，就像那棵树，生生不息。

每个人都愿意画吗？

从前面素人画家阿眉的例子，我们看到只要放开自己，每个人都能画画。那么接下来的问题就是：即便如此，每个人都愿意画吗？在这篇潘妮的故事中，我们探讨当一个人说不会画时，是他不能画，还是不愿意画？

潘妮与我的艺术治疗历程，虽然有许多曲折，但其中最具挑战性的部分是在开始阶段的"建立信任关系"。

潘妮过去有重度抑郁症与边缘性人格的精神病史①，她在早期与我建立的关系，就像是砂砾中盖的一栋危楼，一点

---

①注：边缘性人格患者的人际关系、自我形象、情感表现等极不稳定。对生活细节动辄愤怒，遇事冲动，缺乏理性思考。1. 边缘性人格患者会疯狂努力，以避免真实或想象中的被放弃。2. 边缘性人格患者有不稳定且紧张的人际关系模式。3. 患者常有认同障碍，其特征是自我形象持续且明显的不稳定。4. 患者有可能做出导致自我伤害的各种冲动行为。5. 患者情感表现不稳定。心情基调是不快乐、易怒或焦虑。当照顾者对患者有忽视、有所保留、放弃之时，经常引来强烈愤怒。宣泄愤怒之后紧随着是羞耻感或罪恶感，更使患者觉得自己是邪恶的，周而复始。（以上资料源自《精神疾病的诊断与统计手册》第四版）

风吹草动就摇摇欲坠。

她会不断地试探：为什么要听我的？凭什么相信我提供的方式对她有帮助？这玩意儿也叫治疗吗？她能依赖我吗？……因此我们的关系进三步、退两步，起起伏伏。

她最擅长的就是挑战我的界限，例如不依约定前来，任意要求延长时间，改变时段或增加次数，不肯配合主题……这时候，治疗师本身的耐性就受到了极大的考验。

潘妮有多年心理咨询的经验，非常熟悉这领域中的一切，对于心理咨询会用的询问语言、技术手段，几乎都了如指掌，因此更难轻易信任治疗师。这其实是可以理解的。

三角关系

所幸，在艺术治疗中，我们所建立的不只是病人与治疗师的两人关系，而是由病人、治疗师与艺术所形成的三角关系：在这个等边三角形的左边是病人，右边是艺术，而顶端就是治疗师，这个三角形提供了一个安全稳定的空间。

所谓安全，是因为病人与治疗师形成了一个"同盟关系"。通过病人与治疗师并肩一起观看作品，来避免两人关系的对立：治疗师不直接审视病人的问题，而是让作品来呈现问题，因此病人可以与问题分开，而保有个人的完整与尊严。

当病人与治疗师建立同盟关系之后，即产生了三角形左边的联结，而多年的训练也帮助治疗师接收来自作品的信息，于是治疗师与艺术产生了右边的联结。这等距的三边不断交流，病人不只与治疗师联结，还与艺术联结，而治疗师不只与病人联结，也与艺术联结。

当三角形左右两边的联结越稳固，底边那条病人与艺术的联结便越能顺利产生。病人从整个三角形联结的互动过程中不断地看见、听见自己，最终有能力与自己的作品建立联结与稳定的关系，从而与自己合而为一。

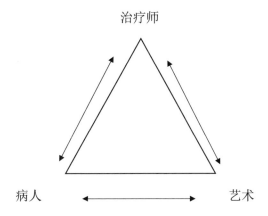

艺术治疗最终的目的，是要让病人通过创作产生这样的

联结，帮助病人与自己建立联系，逐渐往内探索，去寻找属于自己的力量与智慧。它和一般只通过语言开展工作的心理治疗，是颇不相同的。

生锈的盔甲

在潘妮的故事里，我们看到多年的防卫，其实是她长期穿着厚厚的盔甲，她已不知如何从生锈的盔甲中脱身。在她过去的生命中，她不信任全世界的人，而用一种肤浅、做作的态度，自欺欺人地活着，语言咨询对她产生不了作用。

在如此有限的时间里，该如何帮助这样的病人？若只靠"人"的力量企图将她从盔甲中拉出来，几乎是不可能的任务。

根据潘妮的描述，她的一生中从没有跟任何人建立过长期而稳定的关系，也从不曾平静过，总是在激情狂乱与沮丧绝望中反复沉浮，拼命想要抓住什么，却又有填不满的空虚。她愤恨地说："每个人都让我失望！"包括向专业人士的求助也都是些挫败的经历。即使长期服药与接受心理咨询，她仍有多次自残与自杀的记录，最终变得自暴自弃、麻木不仁。

　　我很清楚此时只有"艺术"的介入，方能发挥人力所不能及的作用。只有"创作"能帮助她面对性格中最大的软弱——无法与他人建立长期的关系。因为在艺术创作中，作品里一切变与不变的表现都在于创作者；她在过去与人互动中无法拥有的自主与稳定性，在艺术中却是可能的。

　　通过艺术创作，我看见潘妮开始重新检视自己、面对真相。不论过去的遭遇如何，当她在创作中一再碰触自我、碰触生命的本质、碰触到死亡的必然时，她终于不得不惊觉与承认：人孤独的本质，是没有任何人或任何关系可以取代的。

　　这样的结果，是由病人通过创作往内探索产生的，因为作品能一再地呈现病人的内在自我。由于作品是病人创造出来的，不是别人，所以当创造者面对作品无从逃避或无法推诿责任给其他人时，势必要承担起自己的责任。

　　不但如此，在这个过程中，病人也一再发现改变的力量并不是来自治疗师，而是来自她自己。

一步一脚印

　　虽然作品可以帮助治疗师一窥病人的内心世界，然而，我们无须立刻指出其中的矛盾或冲突，应该要视病人的状况做响应，尽可能允许病人按照自己的脚步走。艺术治疗师对作品所呈现的问题都要时时谨慎斟酌：是要当下介入与处理，抑或是予以保留，等待其他适当的时机。

视觉艺术治疗与其他音乐、舞蹈或戏剧治疗最大的不同就在于：视觉艺术治疗的作品是可以保存、延伸和进一步处理的；它们可以被触摸，可以被毁灭，可以再创造，可以重新观赏、比较和检视；此外，还可以将不同时期的作品选择性地拿出来比较……视觉艺术治疗的作品是病人心路历程的证物：借由作品，病人可以看见真实的自己，一步一脚印，历历在目，作品可以永远存在、长期保留，不似语言、声音、影像般倏忽即逝。

除了陪伴与支持之外，治疗师要善于创造情境、设计活动、给予适当媒材、鼓励病人持续创作，为的是让三角关系中的能量得以流动，将力量不断地传回病人，增强病人对自己的信心。

在这个流动的过程中，病人的内在力量持续增强。以潘妮为例，她不断通过创作看见真实的自己、尊贵的自己、独一无二的自己，终于懂得了珍惜与尊重个人的生命，达到了当初设定的治疗目标。

虽然难以描述艺术治疗对病人所造成的内在变化，但是这些变化确实强而有力。

有一次潘妮告诉我：她常做一个噩梦，梦中的她看见自己躺在棺材里，每当她走近探身察看，总是被吓醒。其实，她并没有看见那张死去的脸。

不过我注意到她在翻阅杂志时，都会特别偷瞄图片中死人的脸，所以有一天我建议她："何不来创作一件作品，就叫死人脸。"她翻起白眼斜斜瞪了我一眼，一副"你真过分！"的表情，我笑笑扬起眉，也回她一个挑战的眼神。

勇于挑战

过了两个礼拜，有次治疗时段结束时，她邀我去她的病房，说要给我看样东西。到了那里，她从床下拿出一卷全开的报纸，迅速展开后摊在床上，出现在我眼前的竟然是一幅"死人脸"作品！上面全是从杂志上剪贴下来的死人图片，大大小小，男女老幼，各式姿态，各种死相，模样恶心，真让人毛骨悚然！

我一定是露出了嫌恶的表情，潘妮看了颇为开心，她既得意又故作神秘地说："注意看哦！你知道吗？死人脸可不是全长在死人身上哦！"这时我才发现她贴的图片并不全是死人的脸。

　　她得意扬扬地解释："你不是挑战我去做这件事吗？你以为我做不到，我就偏做给你看！没想到我做着做着才注意到，很多死人脸上有一种安详平静的表情，并不可怕！当我发现我害怕的东西不是在死人脸上时，就开始去寻找……最后，我才终于找到，真正让我害怕的其实是人心里面隐藏的邪恶、残暴、尔虞我诈……那些才是真正丑陋的死人脸，令我害怕！"潘妮并表示，自从完成这件作品之后，她已经不再梦见死人脸了！

　　"做得好！潘妮！"我由衷地给予赞赏。我知道艺术已经与潘妮产生联结，并发生了作用！这就是艺术在我们的三角关系中所发挥的力量，创作让潘妮有所体悟并豁然开朗。如果只有潘妮和我两个人，是达不到这样的效果的！

　　另外，潘妮一直以来常问我一件事："你总是不怕人吗？"

　　刚开始，我并不了解潘妮的疑问，不懂她想要知道什么，便反问她为什么会这样问。潘妮坦承一直以来深怕别人会伤害她，和别人在一起有极大的不安全感。她认为我可以接近任何人而不惧怕，这对她来说是很不可思议的事。

　　我对她的问题很觉意外，于是回答："我从没想过这个问题，别人有那么可怕吗？"经过一番努力思索，我告诉她："那是因为我相信人只有在受到威胁时，才变得可怕。"但是她听不懂，我们在这个问题上也一直无法沟通，这也再次证明了语言无法帮助人们了解彼此。

直到她从创作中不断地发现、不断地成长，有一天她告诉我她懂了！她简短地说："我发现只要拥有一颗平常的心，就不再害怕。"她自己找到了答案，但这样简单的"道理"竟是语言所无法传递的！

深层对话

我曾设计了一张马斯洛的需求理论阶层表①，作为病人治疗前与治疗后的测试。我把人们面对死亡的过程当作提升心灵成长的良好契机，用病人的自我评估着色表去探究各种需求的变化，以评估艺术治疗的功效。

死亡的危机很可能成为重大的转机，因为临终病人已无法得到肉体需求的满足，不得不转向心灵层次，甚至寻求生命的终极意义。这看似隐微却又剧烈的内在变化，可能发生在病人的躯体里而不为人知，但通过艺术创作，就可以

①注：马斯洛的需求阶层指的是当一个人低层次的需求获得了满足，如生理需求，一个新的较高需求就会跟着出现，如安全感、爱、归属感与自我实现。

看见这样的转变。

在我给潘妮做的治疗效能评估中，有很正向的成果。随着治疗的进行，她的底层物质需求越来越少，上层的爱与归属感、自尊与自我实现那几栏越来越多。尤其是她的自我实现那一栏，相比于初期的评估，竟然从零进步到将近百分之百。

其实潘妮的悟性很高，虽然她一生都被人批评"情绪化""冲动""想太多""太敏感"……一辈子都在通过寻找肤浅的关系来填补内在的空洞。恶性循环之下，正如她大姐私下对我说的："潘妮总是有本事找到最烂的男人！"

潘妮去世后，她的大姐流着泪宣称："我这辈子从没看过潘妮像最后一年这样，过得如此平静和满足。"

一生寻寻觅觅，潘妮最后找到了艺术。她完成创作之后的分享，经常充满了人生哲理。不知为何，我们两人可以对生命有着最深层的对话，也常有着一切尽在不言中的默契。潘妮曾开玩笑地说，她身体里面也许住着一个东方的灵魂。

谁知道呢？

我想起精神分析大师荣格曾经说过的一句话：尽可能去学习助人的知识与技巧，但是当你与灵魂相遇时，就要放开一切，让两个灵魂交会。

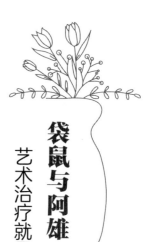

袋鼠与阿雄

艺术治疗就是分析图画吗？

突然，不知怎的阿雄顿悟了！他无师自通地发现：原来图画自己也会说话，而且说的是阿雄，不是一只袋鼠！

这时的阿雄急了！他在医院到处找我，气急败坏地找到我时，大声对我说：『我要把那只「袋鼠」拿下来！』

我从没有看过阿雄表现出这种态度，他的表情有懊恼、生气，也有着更多的羞愧，就像个做错事的孩子！

　　阿雄的妻子是一位四十一岁的癌症末期病人，他们有两个孩子，分别是九岁和十一岁。为了专心照顾妻子，阿雄将孩子带回乡下老家，请年迈的父母帮忙。他自己则放下工作，夜以继日地陪着太太。阿雄的妻子是位不会说普通话的少数民族，非常依赖丈夫，一切沟通都需要通过他翻译，只要阿雄不在，她就明显地表现出焦虑和烦躁。一旦发起脾气来，可就难以被安抚了！因此，阿雄必须时时刻刻陪在妻子的身边，长期下来给他造成了很大的压力。

　　每隔一段时间，阿雄就会"神秘失踪"，几天之后再出现，继续默默地照顾老婆。但是在阿雄失踪的那几天里，医护人员就会被他的老婆折腾得人仰马翻，加上无法沟通，只能任她发飙，直到阿雄回来才暂时平息。这对夫妻的连续剧就这样周而复始地在病房里上演。

神秘失踪

　　到底阿雄去了哪里呢？原来大家都很清楚：他是喝酒去了！阿雄屡次被老婆怒骂，被医护人员警告，每一次他都唯唯诺诺地道歉、承诺，但隔了一段时间，熬不住又去了。这一去又是喝到烂醉如泥，几天之后清醒才回到医院。阿雄是个强壮高大的男人,但每次回来时,总是一副过街老鼠的狼狈模样。

当我第一次走近这对夫妻的病床时,阿雄无聊地呆坐床边,他的妻子躺在床上,皱着眉、瞪着天花板。阿雄看起来憔悴而疲惫,但仍礼貌地站起身。我向他们介绍医院的艺术治疗服务时,阿雄边听边帮太太翻译,他对我不停地点着头说:"好!好!好!"而他太太则不停地摇着头说:"不!不!不!"

我并没有勉强,只给予阿雄一些同理与支持,肯定他的辛劳,就这样与阿雄闲聊一阵随即离去。第二天当我再去探访他们时,妻子的态度显然已经软化了,毕竟阿雄还是最能给她信心的人。

于是我带来了大张的画纸,垫着画板,在床上摆好,邀请阿雄夫妻轮流在上面涂鸦。阿雄很快地动手画下第一笔,然后就大声鼓励妻子:"画呀!画呀!"并且加上他们的母语,从手势中我可以猜得出来阿雄是在说:"没关系!没关系!随便画!"热切积极得像啦啦队一样。妻子别扭地推辞一阵子,最后还是拿起彩色笔轻轻画了一下,阿雄立刻发出一阵欢呼和笑声,欢喜得好像球员得了分!

就这样他们开始了有趣的互动:只见阿雄自己画了几笔,立刻大力鼓励妻子继续跟进,并且要求妻子在画纸上的某处，画出他指定的东西，像太阳啦、云啦；而他则迫不及待地等妻子一画好就立刻继续画下去，甚至还会把妻子画的东西修改一番，而他的妻子对自己画的东西被涂改也不以为意。

我在一旁静静观看着，直到结束，然后给予这对夫妻赞赏和鼓励，约定第二天再继续。他们两人表示同意，奇妙的是：此时两人原本呆滞的眼神，竟泛起一层流动的亮光。

之后，在阿雄夫妻共同创作的过程中，除了鼓励之外，我慢慢加入了一点引导："阿雄，让太太自己决定嘛！""请你不要修改太太的画！""阿雄，告诉太太，她喜欢画什么就画什么！""阿雄，你看！太太这朵花画得真美！不是吗？"……

终于，阿雄学会了放慢脚步，逐渐允许妻子有自己的画法和想法，并且懂得等待、懂得欣赏。

两人世界

他们夫妻的创作过程越来越和谐，常是两人的头靠在一起，你一笔我一笔，像在进行秘密的、无言的对话。就这样，在没有隐私的大病房中，圈起一个属于他们两人的小世界。

那时阿雄的妻子还能坐轮椅，所以我邀他们夫妻出来参加团体艺术治疗。第一次我们做的是"神秘袋"，我事先准备了一些外表一样的纸袋，里面的东西却各有不同。每人可以随意选择一个袋子，倒出里面的东西当作创作的材料。阿雄与妻子各选了一个袋子，打开后发现袋子里分别有一些粗绳、毛线、彩色纸、花布、铁丝、棉花、贝壳等。

阿雄立刻动起手来，又撕又敲、边剪边粘，玩得不亦乐乎；而阿雄的妻子面对自己桌面上的材料半晌，无助地抬起头望着阿雄，以母语求助。当阿雄习惯性地伸出援手时，我向他微微摇头，使了一个眼色。他立刻会意过来，用母语对妻子说了一些话，看得出来是在拒绝她，并且鼓励她自己尝试。

阿雄的妻子先是失望地呆坐，束手无策地观望着，看见团体里所有的人都在专注地埋头创作。过了一会儿，她也开始动起手来，一点一点地，最后竟然用她袋子里的材料做成了一艘船，而且船上还有一只飞舞的蝴蝶！

完成后，阿雄妻子的脸上出现满足的笑容，但最惊讶的人莫过于阿雄了！他睁大眼睛看着妻子的作品，再瞪视妻子的脸，来回几次，脸上有一种不敢相信的表情，似乎认不得这女人是他的妻子！之后，更是毫不吝啬地大大赞美她一番。

在团体中，阿雄对创作表现出很高的兴致，常常专心得忘了一切，包括他的妻子。奇妙的是：当阿雄越来越能放开他的妻子时，妻子也慢慢地有了一些转变。我看到她会在阿雄创作得忘我时，悄悄走到屋外，坐在草地上，像只猫一样眯着眼睛晒太阳，表情和身体看起来都比以前放松和柔软许多。

过不了多久，阿雄的妻子变得更虚弱了。她起床的时间越来越短，阿雄只好在床边独自画画。他告诉我："好奇怪，我一画画时间就过得很快！"

用彩笔诉说生活点滴

每天阿雄都会从病房拿画出来，告诉我他又画了些什么。我听了很受感动，因为我发现他的画全是在描绘他与妻子的生活过往，于是故意要求他到妻子身边再说一遍。我们先将病床调整好，垫上枕头让他的妻子可以舒服地斜靠着，然后阿雄就坐在床边，把画摆在妻子面前，指着他的图画说故事。

画里面有他们山上的家，那是他们两人胼手胝足建造的房子。阿雄用彩色笔细细地描绘房子四周的景物，画出他们两人辛勤开垦、流汗耕耘的每一寸土地。他一张又一张地画着：夫妻两人种菜养鸡、山上活泼的松鼠、奇怪的老树、一次洪水暴发时两人的惊恐，以及他们辛苦一天之后，一起坐在树下欣赏落日等。这个木讷寡言的丈夫，通过彩笔细细诉说着夫妻两人曾经生活过的点点滴滴。

坐在病床上的妻子，每天看着丈夫一张张地画，听着丈夫对一张张画的描述，微笑浮现在她的脸上，泪光闪烁在她的眼中。她的表情变得那么温柔，她轻声回应着他，他们靠在一起说着只有他们两人懂的话。

阿雄的作品通常是在征得他的同意后，由我帮他贴在病房的墙壁上。这是为了让他的妻子可以躺在床上欣赏，有人探视时也能作为聊天的话题，帮助病人做生命的回顾与分享。

值得一提的是：阿雄画画之后就不再"失踪"了。借由画画，他熬过了度日如年、病床守候的日子，也借由彩笔诉说着那种无法说出口的、对妻子的情感与不舍。虽然他的话只有她懂，但他的心与他的情，在画里一再展露无遗。

我相信阿雄从来都没弄懂什么是艺术治疗。他只知道画画能够打发时间，还能让太太开心。但是由于他的单纯，他接受了这个东西，而且不自觉地运用画图，得到一些他也说不出是什么的效果。

迷路的袋鼠妈妈

　　当他的妻子进入弥留状态时，阿雄画了一张极不寻常的画，画里不再是写实与回忆，他创造出一个独特的隐喻故事。图画中央是一只大袋鼠，他说："袋鼠妈妈肚子里的宝宝生病了！所以它带着宝宝去看病。它们走了好远的路，还坐船过河，进入一座森林，可是袋鼠妈妈很糊涂，它竟然迷路了！你看它正满头大汗、着急地流着泪在找路！"图画上方大大的几个字，是阿雄给这幅画取的主题：救命在哪里？

　　这个外表木讷的男人，竟然将内心最深层的悲伤、慌乱、无助与迷失，通过画笔赤裸裸地呈现出来，在图画中表达的情感是如此直接而强烈！我从来不分析阿雄的画，他也从来不知道图画能传递出内在的信息，所以当他画出这只袋鼠妈妈的作品时，我被它所流露的强烈信息所震撼！艺术的力量真令人叹为观止！

　　两天后，阿雄的妻子在夜里过世。早晨时我来到病房，看见他的妻子面容极为安详，旁边却是完全崩溃的阿雄！阿雄再也无法维持他的坚强，不停伸手擦拭涌流出来的泪水，但是他又必须等待家人前来帮忙，运送遗体回去，所以当下显得坐立难安、情绪失控。据护士说，他这样子已经有好几个小时了。

于是，我拿来大盒彩色笔和大张图画纸，对他说："阿雄，我们来画画，这样时间会过得比较快。"他哽咽地说："我现在很痛苦，我不知道要画什么！"

这时，我脑中突然灵光一闪，那只袋鼠妈妈跳了出来。我对阿雄说："记不记得你画的那只迷路的袋鼠妈妈？它后来怎么样了？你要不要画出来看看？"他迟疑了一下答应了，然后坐在遗体旁的椅子上，开始动手画了起来。

这样一画就画了两个半小时，我坐在他旁边，看着他先是用尽全力，挥舞出不曾见过的急促线条。他的手在颤抖着，纸的上半部很快就被他涂满了浑浊混乱的乌云。之后，他拿着画笔的手稍稍缓和，来到了前景。画完山坡前景后，他的手慢慢稳定下来，笔触已恢复像过去那样稳定，能细腻描绘出一片色彩鲜艳的远山，在画面的远近之间留出一条由右至左的路。接下来他在路的尽头，画了一栋建筑物。

最后，在画面正中央，他用了最细致的线条，仔细描绘出那只袋鼠妈妈，宝宝就在它的口袋里。然而，让我大为惊叹的是他结束前的神来之笔：袋鼠妈妈竟然撑起一把精致的小阳伞，为宝宝挡着阳光！

找到生命的出口

在整个创作过程中，阿雄有很奇妙的变化。我看见他整个人可以说进入了图画里，超越了时空，完全达到忘我的境界。他的呼吸、表情、肩膀、动作……都随着创作的进行而明显改变，尤其是他的眼神。当他完成创作时，整个人好似从一场睡梦中醒来。他用一种恍如隔世的眼神看着我说："我画好了！"

然后，他以低沉平稳的语调缓缓说着故事："袋鼠妈妈最后走出了迷路的森林，找到了医院，医生医好了它的宝宝，它们就一起回到山上的家。"说到最后，还用手比了好大的一圈。他的手势告诉我：袋鼠妈妈不是走原路回去的，它们将绕道从一条未知的、"图画外"的路回家。虽然看不见路在哪里，但阿雄用很坚定的语气强调："它们一定会一起回到山上的家。"

虽然现实中阿雄的妻子去世了，但她再也不必承受病痛的折磨。阿雄在创作的过程和他所创造的世界里，安顿好了自己的心，他放下了。就像他在短短两个月里学习到的"放手"！允许妻子做自己，让她可以安心走自己的路。

在艺术治疗的历程中，阿雄与妻子先是在创作时尊重彼此的自由，学习放手，在错综复杂的情感纠缠中，找到了各自的空间。即使阿雄从不曾对妻子说过："我爱你！""我舍不得你！"他已经借由图画表达了超乎语言的真挚情感，让妻子可以看见和听见，得到最大的支持、肯定与安慰，最后终能放心离去，达到生死两相安的境界。

若不是通过视觉艺术治疗，这种种目标要如何达成呢？

曾经，借由一只迷路的袋鼠妈妈，阿雄不经意地表达出个人最深沉的感受。此刻，借由撑着阳伞的袋鼠妈妈，他再次将抚慰的力量传达到自己心灵的最深处。在艺术创作里，他找到了生命的出口。最后，终能带着妻子的肉体和灵魂一起平安回家。

艺术治疗就是分析图画吗？

在阿雄的故事里，我们看到他有着像前面故事中阿眉的纯朴，也有高度的创作意愿，尤其在他伤痛得不知所措时，艺术不只帮助他表达出最温柔的情感，更帮助他释放最强烈的情绪。

在阿雄画出那只迷路的袋鼠妈妈作品之前，其实他并不知道作品本身也会说话。当那只哭泣的袋鼠妈妈在我眼前诉说着一个男人内心的无助、慌乱与悲伤时，它已经不适合公开展示了！但当我正犹豫着是否要把画作贴在墙壁上时，阿雄仍不自觉，还是一如往昔地要贴上，等待妻子醒来观赏。

当时我虽然有所顾虑，仍然顺着他的意思将画贴在墙上。这一天因为病人的情况垂危，来探望的医护人员、家属、志愿者……特别多，而这个外表仍然看似坚强的男人，就一遍遍说着袋鼠妈妈的故事给人听，说了一遍又一遍、一遍又一遍……突然，不知怎的阿雄顿悟了！他无师自通地发现：原来图画自己也会说话，而且说的是阿雄，不是一只袋鼠！

这时的阿雄急了！他在医院到处找我，气急败坏地找到我时，大声对我说："我要把那只'袋鼠'拿下来！"

我从没有看过阿雄表现出这种态度，他的表情有懊恼、生气，也有着更多的羞愧，就像个做错事的孩子！

我只说了一句："好！我帮你拿下来！"就去帮他取下袋鼠妈妈还给他。

那么多画作在墙上展示着，那一直是他送给妻子的礼物，也是他个人的荣耀。他乐于与所有的人分享，直到最后这一张，当他发现图画说的是他自己时，他只想藏起来，不愿给任何人看见。

作品会说话

我知道他终于发现了创作的力量！那力量超出他的理解，超出他的掌控，那力量大到竟然掀开了他极力隐藏的私密心情！

阿雄爱妻去世的那一天，在我陪伴他的最后几个小时里，我知道阿雄终于了解了什么是艺术治疗，也真正接受了艺术治疗，而且愿意让艺术来治疗他。

那一天在离开医院前，阿雄把所有的画作送给了我，并简短有力地说："你可以让别人看我的画！"

这个故事我想探讨的是：在艺术治疗中，我们为何不要任意地去分析与诠释图画。若是阿雄一开始就知道图画是另一种语言，甚至比语言更为赤裸，我怀疑他是否会接受艺术治疗。

而他若是与前面故事中的潘妮一样，因了解而抗拒的话，我怀疑他是否有机会把握短短的两个月，陪伴妻子安心走完最后的人生之路，并且在日后的回忆中保有这段美好时光。他可能会因为无法克制酗酒，而让妻子遗憾离世，为他日后带来无尽的自责与悔恨。

从前面几个故事中，我们看到了越是没有心理上的防卫与抗拒的人，反而越容易进入艺术治疗的情境，让艺术自然地发挥治疗的力量；反之，越是以为艺术治疗是分析图画、挖掘问题的人，越有可能因对创作产生畏惧而退缩，反而失去借艺术来疗愈的机会。

对艺术治疗的误解

目前台湾以谈话为主的心理咨询或治疗方式，对于不善以语言表达情感的一般大众来说，或许还很难接受。因此，照理说，不以语言为主的艺术治疗应该是最理想的方式了！

事实不然，正由于许多人误以为艺术治疗就是拿一幅画来做分析、寻找创作者隐藏的问题，使得艺术治疗在台湾的发展受到阻碍。在投入艺术治疗工作的五年里，我所遭遇到的最大挫折就是经常受邀去分析图画，要求从图画中指出问题所在，而我必须一再澄清，这是大众误解了艺术治疗的内涵。

有时我在演讲中已特别强调了半天，演讲结束时还是有听众拿着图画上前来，要求我为他的孩子或学生做分析、找问题。这时候我只能苦笑，不了解为什么艺术治疗在台湾会受到这样深刻的误解，我只好重复解释与拒绝这种不当的要求。

　　艺术治疗是以艺术为媒介而施行的一种心理治疗。在正式治疗前，必须先经过诊断，确定症状、治疗期限，设定目标，并选择以何种治疗技术、创作媒材与活动介入，最后还要点评是否达成治疗目标，这才是一个艺术治疗的完整过程。

　　因此，当一个人有某种心理上的疾病或创伤时，诊断并不等于治疗，发现问题也不等于解决问题，分析图画更不等于艺术治疗。单凭一幅画就轻率地为人贴上心理疾病或精神异常的标签，更是弊多于利，对当事人何益？

　　例如当我们发现一个小女孩的问题是来自家人的性侵害时，这并不等于解决了她的问题；相反地，很可能因轻易地揭露、处置不当、缺乏保护与治疗的配套措施而对她造成更大的伤害，这才更令人痛心！

反其道而行

　　首先，创作是让人得以放松的一个过程。从作品中抽离，变成问题的证据，只会失去它原本更有益的效用，使人无法再享受创作的单纯与乐趣，其实是得不偿失的做法。

　　其次，作品是一种沟通的工具，即使没有语言，它也流露了内在的隐私，是一个人独特的生命经验的呈现。任意地展示、批判是一种侵犯，若因此让创作者失去对人的信任或安全感，则是更大的损失。

再次，将作品视为问题的指针，罔顾创作过程的重要性，是舍本逐末的做法。正因为图像透露的信息模糊不明、暧昧难辨，反而降低了人的防卫与焦虑，从而能不受威胁地自然呈现更深层的内在。任意地去分析和解读，会剥夺了让压抑部分自然浮现的可能性，与心理治疗的目标背道而驰。

最后，心理治疗的过程需要病人与治疗师的合作与努力，治疗师运用各种治疗方法，为的是增强病人的内在力量，最终目的是帮助病人能够更独立、自信、对自己负责。企图以分析画作来挖掘问题的人，可以说完全误解了心理治疗的意义。

即使当艺术治疗师诊断评估个案的作品时，也并非从一件作品所传递的信息即可得到结论，而是必须综合考虑许多因素，例如年龄、背景、症状、生命发展阶段、相关历史、文化差异、表达能力等。

而创作者是在什么情况下完成一幅画作，更是重要的评估条件。例如创作者作画的时间是否充足、对媒材是否熟悉、生理上的限制如何、当时的心情、创作过程中的行为表现、与治疗师建立的关系、正在处理的议题等。专业艺术治疗师评估一幅画时，必须考虑如此众多的因素，怎么可能以一幅画来凭空臆测呢？

最大的迷思

期望治疗师分析图画，应该是目前一般民众对艺术治疗最大的迷思了！这样的误解阻碍了艺术治疗在台湾的发展，令人扼腕。

曾经发生过不少这类笑话，例如有个七岁小女孩被所谓的专家诊断为具有"攻击性"，她的母亲大为惊讶，这孩子一向极为乖巧，难道隐藏着什么重大的心理问题吗？

询问的结果，是因为这个小女孩画了一幅瞪大眼睛、张牙露齿的图画，而被判定是愤怒、攻击的心理表征。她的母亲听完后啼笑皆非，告诉那位"专家"，其实真相是：这女孩生平第一次看牙医，之后才颇有创意地表现了张大嘴巴、面对牙医的那一幕。

既然随意以一幅画进行分析解读是极其荒谬的事，我们何不用最轻松自然的方式去看待每个人的作品，允许保有个人的空间，不轻易触及隐私，尊重每个人所拥有的创作自由，让人从创作中得到成就与满足。

这些才是专业艺术治疗师所看重的效果。当一个人专注于创作时，他与作品之间可以发展出一种私密的关系，这是需要充分的时间才能产生的一种自我联结。艺术治疗师往往需要耐心等候这样的联结发生，而要让病人发展出这样良好的自我关系，才是一种助人回归本心的历程。

助人基本原则

对于非专业艺术治疗师的普通人来说，若能为所关心的对象提供艺术媒材、鼓励创作，且当作品完成时，能够倾听与表达同理心，并允许创作者有不必解释作品的权利，这样的尊重、陪伴、接纳与支持，就是助人最重要的基本原则，也是非专业艺术治疗师所能提供给人的最大帮助了。

此外，学校"老师"的角色与"治疗师"的角色亦是大不相同。在没有心理治疗的背景与训练之下，老师们若能够相信学生的沉默有其意义，愿意通过各种非语言的方式与学生互动，例如绘画、用心陪伴，让学生真实感受到关怀，就已是了解学生问题最有效的方法了！至于更深一层的治疗工作，就必须转交给合适的心理卫生专业人员。

如果学校能在艺术教育中，推广艺术所拥有的治疗力量，让学生通过创作，学习一种情绪纾解的方式、一种非语言的表达工具、一种沟通个人内在与外在的桥梁，老师让学生喜爱艺术、投入创作，进而学习到对自我的了解、肯定与接纳，这些功能已远胜于去分析学生的画作，更可避免因错误诠释而带来的反面效果。

在当今价值观急剧变化的社会中，学生们在学校因竞争而产生失意、苦闷、挫败与迷惘等情绪比比皆是，艺术教育确实能够帮助孩子学习接纳自我、自爱及爱人，有足够的信心去面对未来。而这些，是需要时间的，无法速成。

唯有长期潜移默化，才能让人的身、心、灵逐渐趋向平衡，活出自信。也唯有身心健康的人才不致偏激，能与自己、社会、世界和谐共处。这是我的期望：将艺术治疗最美好的部分融入艺术教育，最终达到"预防重于治疗"的目的。

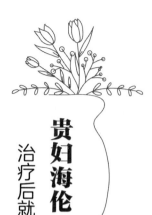

贵妇海伦

治疗后就会比较快乐吗？

接受艺术治疗后的海伦，比起治疗前看起来似乎更加痛苦！她显得更加憔悴，眼看着这风中残烛就要熄灭！我不知道她能不能熬得过去。她必须与时间赛跑。

　　六十五岁的李太太（海伦）在安宁病房已经住了半年，她是一位虔诚的教徒，仪态高雅，面容慈祥，有两个女儿，已各自成家立业。自从两年前发现自己得了癌症，就进出医院不断，最后病情复发严重，住进了安宁病房。这时，原本是药剂师的先生决定退休专心照顾她，多年来远居外地的大女儿安琪，亦专程回来侍候她。

　　任何时候进入海伦的病房，都会令人眼睛一亮。那里处处显得温馨美好，体贴的女儿每天都为母亲准备各式鲜花、精致点心和优美的音乐，还用各地寄来的问候卡片精心设计了整个墙面，窗边还悬挂着一颗水晶球，光线透过它的旋转，在室内形成许多小小追逐的彩虹。女儿甚至在窗台上安置了饲料、水果，吸引鸟儿、蝴蝶前来飞舞歌唱。

　　海伦那文静细致的女儿安琪和诙谐逗趣的丈夫李先生，正好形成强烈的对比，但不妨碍他们这对父女成为照顾病人合作无间的最佳拍档。此外，海伦有许多教会的姊妹经常前来探视、陪伴，不时地为她祷告、献唱诗歌，病房里总是充满着欢乐的气氛，不知羡煞多少人！

　　直到有一天，安琪来艺术治疗室找我，黯然表示她需要我的帮助，希望我能为她母亲做艺术治疗。说到后来，安琪红着眼眶表示：自己再怎么努力都得不到母亲的欢心。这才使我有机会接触到海伦不为人知的另一面。

一触即发

在美国俄亥俄州这所设备完善的安宁医院里，病人可以有各种选择，除了艺术治疗之外，还有音乐治疗、芳香按摩、宠物治疗、心理咨询、牧灵人员的晤谈，以及定期举办的各种外来的表演、休闲活动等。这些院方提供的服务，绝不勉强病人接受或参与。原则上，都是由病人自行决定，让他们在人生最后的一段路上仍然享有自主与尊严。

艺术治疗师平时会做例行的病房探视，但自从海伦住进来之后，她始终保持着优雅微笑的表情，并且表示不需要艺术治疗，因此我们从未有过进一步的认识。安琪来访之后，我为海伦做了诊断与评估，才发现在她安静客气的外表下，内心深处波涛汹涌，稍一碰触即情绪失控，哭得歇斯底里，并无法克制。

原来海伦有太多的未尽事宜，生命中的许多失落与各种创伤在临终时翻涌而出，让她的心绪再也无法平复。例如大女儿安琪曾经不顾她的反对，逃家与男友私奔，但终以离婚收场，这便是其中一桩。大女儿曾经使做母亲的她深受打击，至今提起都还觉得痛心。

除此之外，干练风趣的丈夫也曾背叛她，有了外遇，那是生命中再一次重重地摔落谷底，曾使她心碎、绝望、痛不欲生。但她忍辱负重地继续照顾两个幼小的孩子，等待三年后丈夫终于回头。

宗教信仰一直是她心灵的支柱，教会的服侍工作她从不落人后，常年默默地奉献自己，所有的伤痛都借由信仰坚忍地挺过去，对未来总是怀着期望。

但是，面对死亡，她完全迷失了。找不到这一切受苦的意义，她的信心动摇了！她不知道自己这一生尽心尽力爱家、爱孩子，到底做错了什么。她认为眼前众人的环绕、关心与侍候，只不过是因为她就要死了！

她痛哭失声地说："难道我必须等到快死了才能得到这些吗？""我没有做过什么坏事，为什么死的人是我？"原来，在她温和恬静的笑容底下，深锁着洪水般的泪水，压抑着愤怒、委屈与不甘心。

创伤记忆

海伦说让她每天大受刺激的是：把她照顾得无微不至的不是小女儿，而是大女儿。小女儿贝蒂才是她的心肝宝贝，她最钟爱的孩子，是她最渴望看见的人。只要一提起贝蒂，海伦便眉飞色舞。这个小女儿乖巧上进，正如海伦所期望的，成绩优异并且已是大公司的一级主管。然而，讽刺的是：小女儿远在外地，因工作忙碌而无法前来探视，反而是这个她最不想面对的大女儿在照顾她。说到这里，海伦又是伤心地流泪！

另外，还有一个人更刺激海伦，那就是几乎每天都来看她的好朋友——爱玲。爱玲守寡多年，一直和他们夫妻亲如家人，但此时爱玲在病房里和自己的丈夫有说有笑的模样，却刺痛着海伦的心。海伦偷偷告诉我，她怀疑这两人难保不会在自己死后结成一对。这种种都勾起海伦不堪回首的创伤记忆。

刚开始的艺术治疗，因为创作与分享引发了各种情绪反应，使得海伦难以承受，每每在情绪宣泄过后她都会后悔不已。因为说出心中怨恨的话，有违她所奉行的戒律，宗教信仰反而变成让她无法碰触心理创伤的阻碍。于是，她就在情绪与教条这两股力量中拔河，整个人不断地被拉扯。在治疗过后，她常显得更沮丧、消沉，甚至表示拒绝再治疗下去。

但是由于慢慢建立了信任的关系，加上我持续地给予支持、肯定与接纳，同时以她能接受的情况变换各种艺术治疗的创作方式，所以海伦总能在休养一段时间之后，再次鼓起勇气，主动要求继续接受治疗。

在这样艰辛痛苦的治疗过程中，我看见典型传统女性的强韧、宽厚与毅力，使我对她深感敬佩。

与生命对话

　　海伦早期艺术治疗的作品多半是花卉，尤其是她最爱的玫瑰，其实她本就有不错的手艺，开始时先是以彩色笔在卡片上画玫瑰，或剪贴玫瑰图片来装饰珠宝盒，或用彩色陶土做玫瑰胸针、项链坠子和玫瑰花篮……一直到最后阶段我让她尝试用水彩在大张纸上画玫瑰。

　　当她开始用水彩时颇感挫折，海伦的大腿因为癌细胞侵蚀而骨折，所以一切的活动都在病床上进行。水彩画的挑战性很大，在多次尝试之后，海伦仍然无法控制水彩，因此常会让颜料流得到处都是。

　　但没想到在不断尝试的过程中，却让海伦有了新发现！那些颜料在不听使唤地流动下产生的图形，会让她有各种的联想，于是玫瑰可以变成小狗、青蛙、风景、米老鼠或顽童（图18）……她不禁失声而笑，索性放下了对玫瑰的执念，玩起颜料游戏，随兴地让线条、色彩、形状自行发展成意想不到的画面，完成后她再视心情设定主题（图19）。

　　就这样，一幅一幅的抽象水彩画形成了。海伦越来越能放开自己，画得痛快淋漓。画里气势磅礴、色彩浓烈，那就是她要的感觉，即使别人不懂，我知道她懂。这些都是她与生命的对话，充满了无法说出口的痛苦、愤怒、悲伤与质疑，所有的心情全化成了激烈的色彩和图像。画画时，她常有一种凝重的神情，但有时也流露出浑然忘我的专注，或若有所思的陶醉。不过，完成后，她的全身就明显地有一种如释重负的放松与平静。

随着创作量大了，她连为画命名也省去了，经常顺手写的是"无题"。每当有人问她画的是什么时，她都会说："给你猜！"（图20、图21）嘴角隐约露出一抹神秘的笑，有如蒙娜丽莎。

渐渐地，海伦对待安琪的态度由挑剔变得温和。唱诗歌时，她脸上散发着真正喜悦的光辉，对周围其他人也越来越慈祥。从一开始画水彩画的挫败，到后期完成抽象画的愉悦，在这一过程中我看见了海伦的改变。她发现："其实，也不必一切都依照我想要的样子，这样就很好。"

我也为安琪、李先生和海伦设计共同创作的活动，例如一起画水彩画，做相簿、家庭故事书等。另外，也请海伦所有的朋友创作小幅画作，再连接起来缝成大块拼布壁饰，完成后的那些作品挂在海伦的病房中，每一件都在对她诉说着："你的生命已经和我们联结成一幅幅美丽的画面，永不分离。"

海伦在接受艺术治疗渐渐复原时的分享是：我现在越来越能听见内心的声音，感觉更真实、满足、喜悦和自由。当她表示感谢时，我微笑地说："是你自己做到的，我只是陪你走了一段回家的路而已。"

治疗后就会比较快乐吗？

海伦总是维持着有教养的女性尊严与气质，绝不允许自己失态。常年的隐忍，到最后面对死亡时，却是再也撑不下去了！

犹记得海伦初进这所安宁医院时，医疗团队、家属与她围坐在一起，共同规划未来的照顾，而不再要求治愈。对于病人的意愿与权益、病情的告知、临终的处理等，都签下各种同意文件，如此公开坦诚的做法，让初识这场面的我颇不自在，也暗自佩服海伦的镇静。

没想到病人其实是会反悔的。不久之后，海伦开始抱怨，吵着要回家，但因为她的大腿骨折，无法居家照护。当她发现不能如愿时，竟无法克制地痛恨起家人来，他们怎么可以如此狠心，允许她放弃希望！他们怎么可以背弃她！难道她真的没有希望了吗？她不甘心！求生的欲望又燃起了。

当各种强烈的情绪袭来时，她已无力招架。她认为神已经遗弃了她，过去带领她走过死荫的幽谷的宗教力量如今已不再，痛苦让她完全迷失了！

遍地荆棘

海伦的慌乱与恐惧，已经让她出现疑似强迫症的行为，她的僵化固着与仪式化的要求让人抓狂。每一天，她会为了没有在六点整被叫醒，没有在七点整准时用早餐，或没有在七点半有报纸可看之类的小事而大发脾气，甚至到了歇斯底里、痛哭不已的地步。海伦从未有过如此暴烈反常的行为，这让她的丈夫与女儿吓得不知所措。

因此没有人知道，这位被照顾得无微不至，病房布置可以得全医院第一名的李太太，她内心的痛苦其实也是第一名。

好在海伦有一个很大的优点，她对"外人"总是保持着雍容华贵的形象，维持贵妇的举止。因此有我在场时，她总是会收敛许多。

但是，当我们开始进行艺术治疗时，海伦多年伤痛所留下的伤疤，只要稍微揭开一角就脓血直流，让她痛彻心扉。她常常哭得比以前更厉害，这使得曾经伤害过海伦的父女两人觉得罪孽深重。一时之间，整个情况不但没有变好，反而看起来更糟。这样的彼此煎熬，若不是海伦来日不多，我猜他们父女俩恐怕会再次远远逃走吧！

在艺术创作上，一开始她也感受到很多的痛苦。她的手工必须精确无误，粘错一个珠子必须拆掉重来，少了一个颜色必定重换一盒，还有纸的大小、笔的长短都要符合她的要求。这实在带给他们一家人许多的磨难，治疗历程真是遍地荆棘、步步坎坷。

考虑这一家三人的情感纠葛，我刚开始安排了家族艺术治疗，但海伦总会在完成创作之后，要求父女俩暂时离开，而从这对父女如释重负的表情看来，他们实在也巴不得将海伦交给我，两人可以赶紧逃开。

在治疗的早期阶段，海伦仍是自律甚严且追求完美，因此每件作品都有惊人的水平。海伦有着丰富的文学修养，能赋予每件作品深层的意义。每当我们两人独处时，她可以通过这些作品，带出一段又一段生命中的种种辛酸与遗憾。

善良的孩子受伤最深

谈起她荒谬的婚姻，竟是由于她的大姐离家出走，逃避父母安排的婚事，排行老二、从小乖巧的她，为了父母的面子顺理成章地嫁给了李先生。

但谁也想不到二十年后历史重演，这次离家出走的竟是自己的大女儿！不顾她的反对与男友私奔而去。更不堪的是，连她委屈下嫁的先生竟也背叛她！而海伦的父母对她的处境更是未曾给予支持，还认定丈夫的不忠是妻子的错。父母势利地倚仗后来飞黄腾达的大姐，而藐视海伦。

有一句话说："善良的孩子受伤最深。"一个人在年幼无知时，常因善良天真而为父母、家庭做出许多牺牲与贡献，但所做的未必正确，也未必能得到家人的感激，甚至反被歧视。

等到自己终于觉醒的一天，才发现原来这一切的付出毫无意义，自己的善良反被践踏，而生命已经不能重来，空留下无限的悔恨。海伦形容她自己的所作所为，感觉就像《圣经》中所说的"将珍珠丢在猪前"[1]。

海伦悔不当初的结果是将记忆与情绪深埋心底，上锁加

---

[1]注：《马太福音》第七章第六节"不要把圣物给狗，也不要把你们的珍珠丢在猪前，恐怕它践踏了珍珠，转过来咬你们。"

封，绝不去碰触，也绝不回头，日子还是过了下去。年轻时靠着坚强意志可以继续往前走，直到老了、病了，路是再也走不下去了！这时候一回头，往事开封即如排山倒海，再也关不回去了！

随着治疗的深入，海伦才发现其实她心底一直深藏着嫉恨，嫉大姐的幸福、恨女儿和丈夫的背叛、怨父母的无情，但最痛恨的人其实是她自己！她不能原谅的，其实并不是他人，而是自己！

海伦不停地哭着、诉说着这些从不为人知的委屈，这些从不与人道的辛酸，她一再哭诉一切都已太迟！我看到那些溃堤的洪水是几十年前就该流出来的，它们已经蓄积得够久了！此刻爆发的宣泄几乎将她淹没。

接受艺术治疗后的海伦，比起治疗前看起来似乎更加痛苦！她显得更加憔悴，眼看着这风中残烛就要熄灭！我不知道她能不能熬得过去。她必须与时间赛跑。

最后机会

为什么海伦要选择揭开这些创伤呢？

当年承受不起面对现实的痛苦，强迫自己遗忘过去、努力向前看的海伦，将一切失意寄托于宗教信仰，维持一个贤德妇人的表象。然而，勉强压抑的结果，就好似经年累月不断地将更多垃圾扫到地毯下面，它们并不曾自动消失，反而在底层常年腐蚀着她的心灵。像被毒虫啃噬，等到病重惊觉时，才发现自己的心灵早已扭曲溃烂变形。

海伦到了生命的最后阶段才决定放手一搏，在死前对抗心灵的恶魔，企图医治自己的心病。这虽然极为残酷和冒险，但她冥冥中知道这是最后的机会了！

她形容被宣判"癌症末期"时就像被闪电击中，内在经历了一场天崩地裂，发现路已走到了尽头。从那时起，她再也摆不平了，再也无法回到过去那样自欺欺人的生活，才终于看见自己生命的残缺。猛然面对死亡，为她带来一种短暂的清明，乍见生命的本质。

我想起澳洲一个古老的神话：有一种鸟，在一生当中会努力寻找荆棘树上最尖锐的刺，然后朝自己的胸膛刺进去，在死前唱出这世上所没有的、美如天堂的歌，因此被称为荆棘鸟。海伦能在死前唱出她的歌吗？

虽然我知道海伦本身有着超强的毅力，但在这过程中还发生了一个奇迹，这个奇迹成为了医学上无解的谜。

那就是海伦远在西岸的小女儿传来一个消息：她怀孕了！这将是海伦的第一个孙子，原本奄奄一息的海伦竟突然活了过来，并且决定要活到看见孙子的那一天！

医院里的医生、护士们都难过地摇头，这是绝不可能的！她那药剂师先生也不相信会有这种事。但海伦坚定地告诉我：她一定要再活十个月！看到这个新生命竟为她带来一股不可思议的力量，我紧紧握住她的手说："好！我们一起来努力！"

海伦变得更积极、更有活力时，我就给她提供更具挑战性的媒材、更多样的变化（图22），直到后来换成的水彩（图23），成为了她的最爱。她在水彩画里，终于摆脱了必须掌控一切的强迫行为，随着水性颜料的流动，她的内心也跟着松动起来。

代罪羔羊

这时期，她的作品成了艺术治疗中被称为"代罪羔羊"的东西。病人创造图像，是将内在情感转移到作品中，因为作品是病人自己的创造物，她无法逃避或归咎于其他人，眼前的作品就是她自己的痛苦、怨恨与罪恶感。图像还包含了承认、接受，以及负起责任等处理方式。

此时，原本不可能用来对付人的支配方式，在作品上却有各种的可能性，因为我们可以进一步去处置作品，例如撕毁、揉烂、烧掉等，使情绪得以安全地宣泄与释放，所以这些作品可以扮演"代罪羔羊"的角色。这时期，我在海伦病房中的金属垃圾桶里，不知烧掉了多少她的画，这是艺术治疗的仪式之一，通过外在行动带给病人内在抚慰的力量。

但破坏的行为要适可而止，而且尽量不在破坏后结束治疗时段，因为艺术治疗强调的是：破坏之后要有建设，宣泄与重整必须并进。

因此，我们搜集了许多已烧成灰的东西，再将其制作为成品。例如其中一件是用黏土做的令人看了垂涎欲滴的美艳苹果，每当有人看了赞不绝口时，海伦就会和我交换一个神秘的微笑，只有我们知道里面包着什么！只见她呵呵笑完了，淡淡地对着欣羡的人说："哦！那可是一个毒苹果喔！"

小女儿的预产期慢慢接近了！虽然海伦昏睡的时间越来越长，但清醒时似乎精神越来越好，整个人看起来柔软、慈祥许多，过去那种对丈夫的冷峻、对大女儿的挑剔已经不再。这时，她的病房已堆满了大家送给娃娃的礼物，尤其是大大小小可爱的毛绒玩具，墙上亦贴满了婴儿图片。

她也开始制作一些送给孙子的东西，其中一件是用丙烯颜料画的相框。她在相框边缘的木条上写下了26个英文字母，以及阿拉伯数字1到9，作为将来孙子认字时的第一件范本。完成后的第二天，孙子出生了！计算机网络立刻传来母子平安的照片，海伦做的相框马上派上了用场。海伦的双手紧握相框，凝视着照片笑开了！这时周围每个人的眼眶却都红了！

没有人知道海伦是怎么做到的。但是，她真的等到了孙子，终于活到她的小女儿带着满月的孙子来看她的那一天！海伦的孙子对她果然有着非凡的意义，帮她争取到足够的时间，让她的"心病大手术"终于完成。

她神采奕奕地抱着孙子，笑得非常开心！那一天，医院里传颂着奇迹，传颂着神的恩典，所有人都深受感动！只有我知道：荆棘鸟终于唱出了她最美丽的歌声！

海伦在一个礼拜后过世，她的家人、朋友为她整理所有的作品，开了一个纪念画展，为海伦的生命画下美丽的句点。在所有人心目中，海伦将永远是个完美无瑕的典范。

虽然她的纪念画展与追思会极其完美，但不知怎的，我脑海中所留下最深刻的一幕，却是当海伦抱着孙子开心地笑着时，她的小女儿正伏在母亲病房外面痛哭失声。

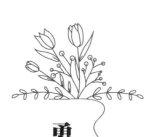

勇士阿强

临终病人也能做艺术治疗吗？

看到这感人的一幕，我想起阿强曾经自我嘲讽地说：『路已经走到这里，我不演下去行吗？难道要请杨丽花来演？！』

曲终人散，阿强的戏已经演完了。在这落幕的一刻，我想问：

『阿强！你是否听得见我们的掌声？』

　　阿强是个三十六岁的男性淋巴癌病人。十年前的一场车祸伤及他的颈部与双腿，使他成了残障人士。他凭着曾是海军陆战队队员所练就的一身钢筋铁骨，加上坚强的意志，十年间进出各大医院，忍受种种痛苦的手术与复健。在他不屈不挠的奋斗下，终于看到了一些成果，至少他已可以坐着轮椅活动自如，独立生活的日子似乎已不远了！想不到就在这时，阿强被诊断出得了癌症，而且已是末期！

　　我在晨间汇报时听到阿强的情况，护士抱怨他极不合作又似乎有自杀倾向，夜里不上床，在楼梯间抽烟抽到睡着，又不听劝阻。护士形容他的样子非常恐怖，态度恶劣、眼神凶狠。于是，我决定先观察阿强的日常活动情形，并做记录。

　　阿强从没有访客，在多人共享一间的大病房中，家属进进出出，更显得他孤零零的，似乎被人遗弃。但每当他艰难地推着轮椅打理自己，而热心的志愿者上前协助时，他却总是粗鲁地拒绝。

　　当阿强自己推着轮椅前进时，就像驾驶着一部战车。他因颈部受伤所以总是头部前倾，但他的胸部永远是挺得直直的。偶尔，他会用眼角斜斜地瞪视周围，那眼神犀利如刀，不少人形容接触到他的眼睛时，会有一种被剑刺到的感觉，心中凛然一震。

其实，除了买烟，他也很少出现在人群中，多半时候都藏身在楼梯间，不论是白天或黑夜，总是独自一根接一根地抽着烟。护士最担心的就是他会不小心睡着，引起火灾。

楼梯间的治疗室

观察阿强一阵子之后，我做了第一次正式的探访。在五分钟之内我进行了简短的自我介绍并说明来意，阿强脸上有明显的警戒与敌意，用眼角瞪视着我。但我不给他响应的机会，只请他考虑并且谢谢他，随即离去。

第二天早上我跟在医师身边做例行晨间查房，之后留在阿强床边问候他，这时他竟然向我表示歉意，开始说明他因被人歧视所以脾气不好。我虽感觉到很突然，但仍给予同理与支持，并且开始对话。

每天晚上我忙完、离开医院前，总会去阿强的楼梯间与他聊聊。他坐轮椅，我坐在他对面与他等高的阶梯上，这地方几乎不会有人来打扰，这时候的阿强看起来也比白天平静。他问我烟味会不会让我不舒服，我说不会，因为我爸爸也抽烟。

就这样闲聊着，有一天我带着一块黏土边聊边玩。阿强说到在他落难时也不离弃他的一只忠犬的故事，他说自己就算只剩一个面包果腹，也一定会分一半给他的狗。他们就这样相依为命了一段日子，直到一个寒夜，狗儿没有再回来，阿强猜是凶多吉少，说到这里他停顿了，低垂着头，难掩感伤之情。

我问他："那是一只什么样的狗？"再问："它有什么样的尾巴？耳朵？腿呢？胖瘦高矮？……"等他一一答完，我的手心里已站着一只阿强描述的狗儿了，是我按照他所形容的模样用黏土做成的。

当我说："看！阿强！你的狗！"他抬起头，眼睛一亮，不可置信地看着我手中的东西。我将狗放在阿强手中，他捧着，凝视许久，不发一语，我也什么都没说。

我们就这样把楼梯间当作治疗室，从他描述的片段中，我慢慢拼凑出他的故事，并且帮他与医疗团队沟通。

受苦的理由

其实看起来粗鲁暴戾的阿强，原来只是长期忍受挫败屈辱之后的表象，他的内心深处藏着一颗善良而讲义气的心。阿强二十五岁时退伍，开车载了几个军中好友出去喝酒庆祝，结果回程途中出了严重车祸，三名好友当场死亡，只有阿强幸存，但身受重伤。

发生事故后是一长串不堪回首的噩梦，刑责，赔偿，众人的不谅解，家人的反目，本身的伤残，自责、罪恶感的折磨，都摧残着阿强的身心。

十年，他都咬紧牙关熬过来了！他告诉自己绝对不可以倒下，因为上天没有让他死，必定有一个理由。同时为了死去的战友，他再苦也要勇敢地活下去！他总是期望着未来，直到医生宣布他已是癌症末期的那一刻！

阿强说到这里时，悲愤与绝望之情已无法控制，他问上天为什么没有让他死于十年前的车祸！他说他找不到这一切受苦的理由！他用拳头捶着墙壁，泣不成声："我这一生什么都还没有做啊！"他那钢铁般的意志看起来已消融殆尽！

虽然在众人面前阿强仍冷漠如昔，护士们或许是对他有了更多的了解，在汇报上反映阿强比较愿意合作了，其他人也隐约感受到了阿强的态度已慢慢转变。

我持续地与他谈话，不时邀他加入我的艺术治疗团体，也常常描述团体活动给他听，最后他答应了！并且偷偷告诉护士，他要去参加的理由是："我要去捧吕老师的场。"

男子汉阿强

那是一个开放给所有病人、家属、医护人员和志愿者的团体，在既定时间内可以自由进出，大家都围坐在长桌四周，轻松随兴地创作，可以画画、捏陶、玩黏土、做剪贴……

当阿强第一次坐着轮椅出现时，引起一阵小骚动，但是大家的热情招呼很快冲淡了尴尬。阿强迟疑着选择了黏土，然后捏在手上慢慢揉着，偶尔抬头观望一下，又低下头似乎在听大伙儿谈笑，但并不搭腔。比较特别的是他把自己眼前的桌面清理干净，并且告诉众人："这一块是我的地盘。"

过了大约一小时，他准备离去，但桌面仍是一片空白。他慢条斯理地指着空白的桌面说："我做的东西叫'牛吃草'，"并解释，"我本来做了一头牛在这里吃草，但草被吃光了，所以牛也走了！"

就在众人会意地爆出一阵大笑时，阿强得意地离开了。在他转身的瞬间，我看见他脸上第一次闪过一丝笑容。

之后，阿强就很义气地常来"捧场"。一次，有位志愿者用黏土做了一双木屐要送给他，阿强看了一眼说："'男子汉'的木屐我才要。"于是那位志愿者为他在每只木屐上端正地写着"男子汉"三个字（据说这是当年最有名的木屐品牌），阿强表示感谢并接受了，拿在手上把玩着。

我问他："这两只木屐各自分散，不易收藏，何不做个底座把它们粘在一起？"他表示同意，开始用彩色黏土认真做着底座。这时，我才发现他有着细腻的一面，并且有双极为灵巧的双手。他竟然花了两个多小时，为那双木屐完成了一个有着细致莲花的底座。

然而做到最后，他却无法把木屐粘上去。只见他移动木屐和底座的位置多次，比画了许久，似乎都无法满意地将木屐与底座粘在一起，好让那对木屐稳稳不动地固定在底座上。磨蹭了好长一段时间之后，他放弃了，对我说："不要粘了吧！这样才走得开啦！"我们彼此对看了一眼，我想起他那头走开的牛，似乎借由创作，在透露着某种准备离开的信息，只是不知阿强是否意识到了。

阿强所展现的绘画能力也让我惊讶。有一次，他用粉蜡笔画了一棵树，从画面的右下角呈现大弧形直到左边，整棵树被狂风吹弯，枝叶下垂，但是深红色树干却粗壮挺直，用色大胆、笔触强劲有力。

另一次是以涂鸦之后的线条去做"自由联想"，他从那涂鸦的杂乱中看出里面藏着一个鸟巢，鸟巢里有一只紧闭着嘴、眼神有力的小鸟。他画的线条流畅而生动，后来我才发现他的笔触一直都是这样强劲有力，直到他离去。

冷面笑匠

这段时间，大家有事没事都会去病房或楼梯间找阿强聊天，年轻护士昵称他为"阿强哥哥"。他也有许多不凡的、爆笑的对话，常有出人意料的幽默冒出来，让人错愕失笑。渐渐地，他的存在，不知怎的竟逗得大家提升了工作情绪，让病房生活充满趣味。原来阿强是一个如此有趣的人，仿佛一个扮演冷面笑匠的天使来到医院，而整个医疗团队也与他互动频繁，给了他最温馨的回应。

与其他病人相比，阿强年轻刚毅、特立独行、义气豪放，而且他的幽默风趣也渐渐展现了出来。他从一开始时的冷酷封闭，到后来常在夜里"驾着战车"出去，买回茶叶蛋请值班的医生、护士吃夜宵。这些态度与行为上的戏剧性改变，很奇妙地形成一种独特的阿强魅力，让医护人员对他多了一份特殊的关怀与深深的疼惜。

因此，当阿强有一天大出血，不到半小时就骤然去世，竟引起医护人员极大的震惊，情绪之强烈是安宁病房所少见的。例如一位医师竟因为血库人员动作太慢，亲自冲去领取血浆，当他提着两袋血冲回来时，发现已经来不及了，也才想起这里是安宁病房！更有护士躲到角落哭泣不已。

驾着战车的阿波罗

第二天我建议医疗团队共同来做一次艺术治疗，包括病房主任、医师、护士、社工与义工。大家在音乐的抚慰中，以一块柔软的陶土创作，试着表达出阿强留给自己最深刻的记忆。

在完成后的作品分享里，每位团队成员都沉浸在悲伤但温馨开放的气氛中，借由作品和语言的分享，表达着对阿强的思念，以及因阿强而得到的学习与成长经验。

大家一起流着泪，怀念着勇者阿强，从开始对他的害怕、抗拒，到后来的改观，以及彼此所建立的情谊，阿强竟然在短短两个月里做到自我调适、走出阴暗、表现出对他人的关怀，并勇敢地付出爱，也接受爱，给安宁病房带来温暖的阳光，成就了勇者的风范。就像其中一位医师用陶土做的太阳神阿波罗，他形容阿强就像"驾着战车的太阳神阿波罗"。

此时此刻，阿强已经成功地将整个医疗团队的心紧紧联结在一起，让彼此更加扶持体恤、相互关怀。阿强所散布的温馨情谊，将留在每一个人心中继续传递。阿强在人生最后阶段，为自己的生命赋予了最大的意义。

看到这感人的一幕，我想起阿强曾经自我嘲讽地说：

"路已经走到这里，我不演下去行吗？难道要请杨丽花^①来演？！"

曲终人散，阿强的戏已经演完了。在这落幕的一刻，我想问："阿强！你是否听得见我们的掌声？"

临终病人也能做艺术治疗吗?

阿强突然失去赖以奋斗的理由，就像脚下踏着的土地竟不知何时已被挖空，眼看着就要坠落，他要怎样才可以继续活下去，直到死亡？阿强正面临生命中最大的危机。

在被告知得了绝症之前，他还可以忍辱负重怀抱理想而活，谁知突然路就走到了尽头，这对他该是何等的震惊与打击！当他说出"我不演下去行吗？难道要请杨丽花来演？！"时是多么无奈！

他也曾自问：人生就这样玩完了吗？谁也不确定死后是否还有生命，是否还能再回来。死亡是一个未知，因此阿强只能一再地问：一切就这样结束了吗？

从他躲在楼梯间拼命抽烟，到决定走出来，没有人知道

───────────

①注：台湾歌仔戏艺人、电视与电影女演员、歌仔戏戏剧制作人。

需要多大的勇气才能如此"阿沙力①"！虽然我相信这与他天生过人的坚毅，与长期苦难的磨炼有关，但仍对他由衷佩服。

通往内在的桥梁

死亡的危机有可能成为人生重大的转机，艺术治疗的介入，可以帮助病人创造一条通往内在的桥梁，提升心灵层次，探索生命的终极意义。通过这一过程，病人无法用语言表达的感受可以被看见和听见，生命中的种种未尽事宜，得以面对与处理。

之前介绍过的小杰、阿眉、阿雄，都是借由艺术治疗达到纾解情绪、建立关系、提高沟通与表达能力的目的。另外，如潘妮、海伦，是按照她们个别的症状与需要，以达成寻找意义、修复创伤与重建生命的目标。

然而，艺术治疗运用在安宁病房的最大考验就是时间了！治疗期限能有多长无法预料，死神似乎穿着黑袍在病房里穿梭漫步，不知何时会选中谁。有时我真觉得就像所有

———————

①注：闽南语，指人干脆、直爽、不拘小节。

的病人都围坐在一起玩扑克牌，死神就是其中一张，任何人都有可能在下一秒翻到这张牌，而每个人又不得不继续玩下去，就像阿强说的：不演下去，行吗？

阿强能活多久？没有人知道。在这种未知的情况之下，我能怎么做呢？目标要设定在哪里？艺术治疗对阿强的意义何在？我思索着。

阿强发生车祸之后，一直活在未来，唯有对远景的盼望才能帮助他渡过眼前的困苦，这是他一直以来可以继续走下去的支柱。谁知突然没有了未来，就像拐杖猛然被抽离，他被迫停下来好好看着眼前，看着"现在"。

而"现在"有什么呢？这是阿强所面对的第一个问题。

他告诉我："当我看见早晨的太阳时，我知道我又赚到了一天！"

我沉默了，对他说："谢谢你提醒我！有时我们真的忘记了，每一天都是上天所赐。"然后告诉他："当我在启智中心工作时，那些有智力障碍的孩子每一餐饭都吃得好像是生平第一次，好像每一餐饭都像是吃山珍海味那样的快乐和满足！那曾经让我看了很感动！"阿强认真地听着。

下一次阿强又对我说："我不上床睡觉是怕一躺下去，就再也起不来了！"

我想了一想，决定告诉他我的经历：上一次有病人对我说同样的话是在美国的冬天，那病人躲在暖气十足的病房里，而我在暴风雪中搏命开车到医院，自己已吓得半死。惊魂未定时，还很"专业"地回应那病人："哼！听起来你很害怕死亡。"

"其实，"我告诉阿强，"那时我心里在想的是，他安全地躲在病房里跟我谈死亡，而我每天在大风雪中冒着生命危险开车来回，搞不好死得比他还早呢！我真正想大声对他说的是：'我比你更怕！'"

阿强听完露出一种特别调皮的表情，我们两个人笑得好像交换秘密、心照不宣的顽童。

叫水往高处流

我们就是这样常在楼梯间轻松地聊着、笑着，但我很快就发现他常会提出："你说过……"、"你不是说……"或"你昨天说……"，然后字字斟酌地深入那话题继续跟我讨论下去。

一开始，我真的被阿强的超强记忆力吓到！他怎能对我说过的每一个字记得那么清楚？后来我才慢慢了解，阿强会在我离开之后反复咀嚼、思考我们谈话的内容，并且认真地从中整理出他个人的领悟。

他曾告诉我：车祸之后他需要从台湾南部一路北上到台北荣民总医院动手术与复诊，但无法搭火车，因为台湾的火车站台，残障人士是无法使用的。他只好一次次拄着拐杖坐公路局的车上台北就医。想不到有一次，司机在他艰辛爬上车、尚未站稳前即开动，将他重重摔落车下，刚动完手术的骨头又因此断裂！那是何等的惨状！但阿强说肉体的伤算什么，他的心伤得比肉体还重！

换我告诉他我在启智中心工作时，带有智力障碍的小朋友坐公交车的故事。有些司机竟然骂那些孩子："好手好脚，哪里残障？"这也叫关心残障人士吗？残障人士受尽屈辱，难道只是为了享受车票半价的"福利"？

说完我们默默坐着，久久无言。

最后，我对阿强说："将来我一定要写一本书，把这些故事写进去。"他点点头表示赞同，我们才又开心起来。

就这样我们可以对某个议题认真讨论半天，一般人对于弱势群体常有许多语言暴力，其中包括这样的告诫："要懂得残而不废！"其实，残障者总是在拼命努力适应社会，反而是自认聪明的健全者对他们全然无知，又不愿主动了解残障者！这就是"叫水往高处流"，反其道而行之。

阿强的热情与抱负，在言谈间表露无遗，他的艺术创作更是一扇智慧的窗，让我一窥他的内在。但，越是如此，我越能感受到他舍不得放下的矛盾与挣扎！我能为他设计什么艺术活动呢？是要配合存在主义的意义疗法、完形疗法，还是认知行为疗法？

活出自己

即使是有再多的理论训练与实战经验，因人、因时、因地为病人提供最适合的疗法也是极其不易的，因为，每次所面对的个案都是独一无二的个体。

人本主义大师马斯洛曾说：心理治疗的目的就是让案例中的主人公成为一个"如其所是"的人，也就是活出一个真实的变化中的自己。

罗杰斯说：心理治疗是一种"成为"的过程。

所以，我问自己：阿强要"成为"什么呢？一个不知还有多少日子可活的阿强。

这样一个为朋友、为信念、为理想可以义无反顾，一心想要活出生命的意义与价值的阿强，却必须放下一切，接受眼前生命已走到尽头的事实，这是何等残酷！而我们要共同达成什么目标呢？

我想起自己曾经画过的一幅画，那是在崇山峻岭间，有两个人站在悬崖峭壁上，惶恐无助。这两人一个是病人，一个是我，面对眼前生死之间的鸿沟，我实在不知道如何帮助病人跨越过去。

不可思议的是：之后，这幅画竟出现在我的梦中，而且在悬崖上的两人之间，出现了一道灿烂夺目的彩虹，缓缓地伸展过去，直达彼岸！惊醒之后我急忙找出这幅画，加上一道彩虹，整幅画便完成了！而我也找到了答案。

那道梦中彩虹出现得异常奇妙！完成那幅画之后，我整个人充满一种安定的力量和稳定的自信。彩虹不就是信心、希望和爱吗？从那次之后，每当自己走到困境时，这幅画、这道彩虹就会自然出现在我眼前。

于是，我安定自己的心，继续陪伴阿强，让他以自己的脚步前进。我们两人常交换故事，阿强对我过去在少年监狱的工作特别感兴趣，但他表示最喜欢那个"天堂与地狱"的故事。

天堂与地狱

"武士千山万水寻访大师。找到之后，一再追问天堂与地狱之事，大师只是闭目不语。武士自觉受辱，在怒火中烧之下，拔剑向大师刺去！就在此刻大师张开眼，大喝一声：'这就是地狱！'武士虽鲁莽，倒也不是等闲之辈，当下顿悟！立刻弃剑，跪下忏悔，大师闭上眼睛，缓缓地说：'这不就是天堂？'"

能够当下转念而付诸行动，并非平凡人做得到的！但是，阿强做到了！在生命的最后一个月里，他打开心胸付出爱、接受爱，为病房创造温馨的气氛，让医护人员反而受到他的照顾，被他感动！这一切都表现出他的决心、果断与勇气。

凭着多年被苦难磨炼出来的坚强毅力，他终能做出最后的抉择并付诸行动，而且，是在极短的时间里做到的！在阿强身上，我见证了存在主义大师尼采的那句名言：那些没能杀死我的，使我更为坚强！

我看到阿强在生命的最后一个月里，活出了他的勇气、他的性格与他的善良，活出了一直以来最真实的阿强。他"成为"了自己，一个永恒的阿波罗，活在周围每个人的心中。

西方有句谚语："很多人25岁就死了，但直到75岁才被埋葬。"我看见阿强真正地活到了最后一刻，灿烂而逝！

他在生命的最后阶段已成功地将过去、现在与未来合而为一，真正地活在当下。他是我心中永远的勇士。

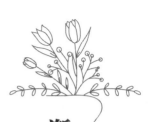

渐冻人威廉

艺术治疗适合所有人吗？

印象最深的一次，是我问他这世上什么东西能让他勇敢地活下来？他一个字一个字坚定地拼出：『love and beauty（爱与美）』，此时我看见他的眼珠像深海一样蓝。

　　威廉是我认识的第一位"渐冻人"，三十七岁，在身边照顾他的是他满头银发的老父母，这倒是少见。护士告诉我：根据美国法律，威廉的妻子因他的病诉请离婚获准，但他的妻子会定期带着一对儿女前来探视威廉。

　　威廉的桌上摆着全家福照片，真是令人赏心悦目！夫妻两人都是金发碧眼，身材高挑动人，中间依偎着一对金童玉女，美得像法国印象派画家雷诺阿画中的孩子。不幸的是，威廉如今全身已无法动弹，只剩下两只眼睛可以转动了。

　　我不确定他这样缓慢地失去生理功能到完全瘫痪已经有多少年了，只听说不久前他还能用特制的鼠标操作计算机，但最近连手指也不能动了！有一次，我看见他那小天使般的五岁儿子抱住他的双腿时，他的眼睛里还滚下大颗的眼泪，我猜这恐怕是他目前唯一能有的情感流露了。

　　我观察到威廉每天都要看夕阳，他常被固定在特制的轮椅上，由父母推到病房外面的草坪，一个人静静地坐在湖边，看着夕阳渐渐沉落，直到晚霞满天。因为逆光的缘故，我总发现他看夕阳时全身都被一层光圈所环绕。

　　在每天的病房探访中，我看到威廉的父母常代替护工亲自照顾儿子，除了帮他清洁、喂食，细腻地为他刮胡子，帮他穿着体面之外，更不厌其烦地轮流为他念书、说话或放音乐给他听。日复一日，两个微驼的沉静老人，满布皱纹的脸上尽是慈爱，教人看了无比动容！

第三只手

威廉能创作吗？我想，应该会有方法的！虽然我们在学校曾模拟各种残障者的困境，亲身去体验、设计艺术活动，探讨艺术治疗的可能性，如单双眼失明、脑性麻痹、上肢残疾等，并且学习去做他们的"第三只手"，但从没有学过如何与这样的渐冻人工作。我好奇艺术治疗的范围到底有多广，于是通过拜访、说明与邀请，威廉很快就答应了，他的父母在一旁微笑点头，并表示感谢。

我先用治疗室里的各类杂志剪了许多图片，分门别类地放进不同的盒子里，有风景、人物、花卉、动物、日用品……，然后再加以细分，用夹子固定归类，例如动物盒里有爬虫类、哺乳类、两栖类……，人物盒里有大人、小孩、婴儿……，再分男女、群体、年龄，等等。

准备了好一阵子，对于如何迅速取出盒子里的法宝，我演练了许多次，生怕自己带给威廉不必要的挫折感。一切就绪之后，才去邀威廉来试试看。想不到第一次就出乎意料的容易，威廉的神态非常平稳自若，让人感受到他彬彬有礼的风度。他用那双有长而卷的睫毛的眼睛，毫不含糊地与我应答。我要求他回答"是"的时候就眨一下眼，"不是"的时候就眨两下。我们竟然沟通得极为顺利！甚至有几次，我仿佛可以感觉到他在微笑。

威廉有一把特制的仅含26个英文字母的计算机键盘，过去他的手指还能动时，那就是他与外界沟通的工具。但此时我也可以用这键盘迅速地找到字母，帮他拼出字来。我只要依序指着直排的行列，让他选取某一行，之后，在那一行中再去寻找横向的某一个字母，待他答"是"时按键下去，计算机屏幕上即可这样一字一句地显示出他想表达的内容。事实上，他仍然可以表达许多想法。

被肉体禁锢的心灵

我原本没有预料他仍然有敏锐的听觉和视觉，以及超强的思考能力。第一次接触下来，我才发现是我过度紧张了！也很惭愧自己小看了他，更深深体会到什么叫作"被肉体禁锢的心灵"。

之后，我们以图片和文字来创作。我发现威廉常选择大自然风景，像旷野、草原之类，以及夕阳西下的画面，因此我为他准备了更多这一类的东西，他尤其偏爱《国家地理》杂志上的摄影作品。

我和他工作时，会先让他选一张他当时最喜欢的音乐CD，播放之后，再利用他的病床，展开我设计的图卡。这张图卡其实是参考他的计算机键盘来设计的，先让他选择图卡中直排的项目，例如他要"风景"，那么我就从"风景"那一栏中，让他选择横排的特定时间、地点和其他更细的项目，最后才将归纳出来隶属这一细目的盒子打开，把里面的图片一张张地排放在床上。

此时，在优美的音乐声中，他会静静地欣赏。我一边向他介绍这些图片，一边看着他的反应。当他见到特别欣赏的画面时，眼睛会自然发亮、停留，于是我说："你好像很喜欢这张哦？是吗？……不是吗？"确定之后就帮他捡起，放在一旁。这样搜集了十几张之后，我再把他要的图片全摆在一大张墙报纸上，询问他喜欢如何为它们安排位置，最后，帮他以胶水粘好固定。完成后，如果他愿意，就请他再利用文字键盘，由我为他加上主题和说明。

就这样历经一个月，五件作品得以完成。威廉原来是高科技的工程师，很有设计的理念，并曾因工作旅行世界各地，因此，他的作品也颇能透露出个人独特的风格，看起来色彩灿烂、天地辽阔，但又隐隐透出一种孤寂感。

我将他的作品固定在墙上，这样不管是白天或晚上，他都有喜欢的画面可以欣赏，即使困坐斗室也能遨游四海。这些作品或许能够让他沉浸在过去的美好时光中，让现在的生命更加丰富。我常看到他静静地在这些作品前沉思。

爱与美

威廉的眼珠平日看来清澈如蓝天，但是随着气候、光线或衣物的反光，其实里面有着各种色彩，千变万化。因此，每天观察他的眼睛色彩，告诉他我看见了什么，倒是成了真正的"察言观色"。

威廉虽不能言，但对我提出问题的回答总是听起来铿锵有力。我对于人的内在可以复杂到同时拥有脆弱与坚韧、光明与阴暗、慈悲与残酷之类的问题，充满了好奇与兴趣，逮到机会就会询问病人的看法，对于威廉也不例外，而他的反应总让我受到某种冲击。

印象最深的一次，是我问他这世上什么东西让他勇敢地活下来？他一个字一个字坚定地拼出："love and beauty（爱与美）"，此时我看见他的眼珠像深海一样蓝。

从一开始我就知道与威廉工作的机会并不多，不只是因为他的病况，更是因为他年迈的父母远离家乡来此照顾儿子，已产生许多不适，早就接洽当地的医院，准备要带威廉回南方照顾。虽然与威廉工作的时日不多，但他已在有限的时间里，解答了我对艺术治疗范围的疑问。

在威廉离去之前的最后一次治疗中，我们坐在病房外面，一起看着天边落日缓缓沉没，静静地欣赏湖上彩霞满天。平日与病人在一起时，我都是听得多说得少，唯有和威廉在一起才会说个不停，都是我一个人的声音。但此刻我百感交集，再也说不出任何话来。

最后道别时天色已晚，我看着威廉湛蓝的眼珠，对他说："再见了！威廉！不管身在何处，我们都会看着同一个夕阳，不是吗？"他的眼睛用力眨了一下，瞳孔瞬间像星星般闪亮。

艺术治疗适合所有人吗？

其实，当威廉告诉我"爱与美"让他勇敢活下来时，我虽感动，但并没有真正读懂他文字之外更深层的东西。威廉离去后，医院里的工作更加繁重，有时碰到的病人特别难缠，那就像被溺水者抓住，拼命往水下拉扯，感觉快要一起被淹没了！

每天从早上八点进医院开始工作，到写完一天的记录、收拾好治疗室，拖着疲惫的身体走出医院时，常常都已经是晚上九点多了！那时感觉体内好像被掏空了，全身却又沉重得举步维艰，这种既是空、又是重的矛盾感真是难以形容。

有一天，我走过无人的停车场，爬进我的车，锁上门，趴在方向盘上透过挡风玻璃看出去，眼前赫然出现一幅美得令我屏息的天地之画！那正是北美中西部夏季的落日时分，瑰丽缤纷的晚霞每一瞬间都变幻莫测！我看呆了！忍不住赞叹：是什么样的一双手啊，才可以创造出这样神奇的画！就算是全世界最伟大的艺术家也做不到啊！

神奇的画

何况，天地间这场豪华的盛会竟只为我上演！四周寂静，空无一人，只有我完全沉浸在一种神圣与敬畏的气氛当中。好一段时间就这样全然忘我，浑然不觉远方传来的鸥鸟叫声，或天边相继出现的星星。

这时，我发现自己不知何时已被某种能量所充满，原本空洞沉重的身体，竟被一种满足与轻快的感觉所取代。

我忆起了威廉，忆起他那朝向夕阳、沐浴在晚霞余晖中的背影，以及那环绕着他全身的光圈，我突然懂了！他曾经试着要告诉我某种东西，看得出来是非常重要的信息，但我那时不懂，一切的秘密都藏在他的眼睛里。

我脑中浮现了创立意义疗法的心理学家维克多·弗兰克尔，他在书中曾写过的一幕：集中营里惨遭凌虐的犹太人，即使在受尽残酷的、非人待遇的日子里，偶尔看见天际间的晚霞，仍然被那壮丽的天地之美所震慑！那一刻原本生不如死的囚犯，竟被感动得泫然欲泣，认定这世间终究还是值得活下去的！

原来，每一天威廉都让自己沉浸在夕阳余晖中，让自己被天地之气所充满，就像只浴火凤凰，重新找到活下去的力量，面对新的一天。我终于深深地体会到了！

黑暗中的光辉

在这一望无际，介于加拿大与美国之间的大湖岸边，春夏秋冬各有不同的景观，平日可见日出日落、潮来潮去。春秋两季时是色彩缤纷，花树争艳。夏日时光则充满活力，海鸥群飞，风帆点点。冬天一到，白雪覆盖，大地一切沉寂，浪花甚至可以结冰。这所安宁医院便是依着湖边地势与风光而设计，让病人在天地间体悟自然界生生不息，万物循环交替，最后终将回归大地的怀抱。

我学会了每天在医院工作结束时，必定像朝圣般望向夕阳，欣赏晚霞余晖，听着湖浪冲击岸边的规律潮声，敞开自己，让大地之美、天地之气将我充满。靠着这股大自然所带来的神秘力量，我得以沉静祥和，回归心中平安的净土，顺利走完全程。

我虽一直在学习着助人的工作，但一路走来，反而不知有多少教导我的人生导师，如威廉。他们不断地传授我各种生命的奥秘，帮助我成长，就像黑夜中指引旅人前进的点点星光，越是在黑暗中才越显现出它的光辉。

威廉以有限的时间向我传递着天人合一、万物一体的信息。他不只让我看见艺术治疗也可以运用在只剩眼球能动的人身上，更让我看见一个人的灵魂虽然被肉体禁锢，但心境可以与天地同宽。

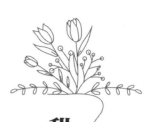

甜蜜克莉丝

治疗师最重要的工具是什么？

由于克莉丝的母亲一直假装死亡不会发生，也从不愿与克莉丝提起分离，因此克莉丝与母亲从来就没有机会彼此表达真实的感受。她们母女多年来一直活在一个假象里，让小克莉丝在黑暗中，独自承受着痛苦与孤单。

克莉丝是一个十二岁的白人女孩，她的母亲在她五岁时就与丈夫离了婚，以从事美发的工作独自养育着克莉丝。但是不到两年，克莉丝的母亲就发现自己得了癌症，因此这对母女多年来不时地进出医院，直到最后母亲住进安宁医院时，克莉丝已经是个六年级的学生了。

从小就跟随母亲辗转各处就医的克莉丝，一头金发加上大大的蓝眼睛，有着超越同龄孩子的早熟圆润身材，使克莉丝看起来就像个十五六岁的少女。但当她一开口说话，却有着一种不相称的童稚柔嫩嗓音，因此初见克莉丝的人脸上总会闪过一阵困惑的表情。不过克莉丝的娇柔，总是让人的错愕像一片奶油在阳光中快速融化。

甜蜜克莉丝很快便和全医院上下的人打成一片，包括医院里的工作人员、病人、家属和义工。她除了上学时间之外，都在医院四处游荡，并且将各种信息带回给她的母亲。没过多久，克莉丝母亲的病房就成了医院中的消息转播站。

克莉丝的母亲超爱聊天，颇为积极地参与医院所提供的各种活动。她的脸上总是挂着一种亲切得几近讨好的笑容，并且随时愿意配合他人。当我第一次介绍艺术治疗给她时，她马上一口答应："好的！好的！"承诺一定前来，就像小学生接受老师指派的家庭作业一样。

为了克莉丝?

尽管克莉丝的母亲在艺术治疗工作室中与义工闲聊的时间多过创作时间,她倒是每次都能依约准时前来,从不间断,尤其是每天下午的艺术治疗室开放时间,必能听见她高昂的声音。并且由于过去有美发师的经验,她创作时颇为得心应手,乐在其中,其他人也不吝对她的作品发出赞叹,因此,每天下午的艺术治疗室,因为她的在场而有一种轻松欢乐的气氛。

通常,克莉丝放学回来之后,会先到治疗室与母亲打招呼,然后径自去病房做功课,或在医院内外各处游荡。偶尔克莉丝也会留下来,陪在母亲身边一起创作。她经常默默地在许多小地方照顾着母亲,倒水、洗笔、推轮椅,随时都回应着母亲的各种需求,会让人有一种仿佛克莉丝才是母亲的错觉。

但是克莉丝的图画却极为稚气,她再怎么画总是以水彩画着太阳、树、花和云朵(图24)。僵化与固着的表现方式几乎不曾改变过,绘画手法和内容都明显地退化,犹如一个五岁的儿童。

不只是图画上的表现幼稚,克莉丝在很多时候亦是习惯退缩与缺乏自信,与人应答中有许多的"我不知道"或是

"我要问我妈"。而且声音嗲得像一个三岁小宝宝，最常做的就是抿着嘴笑，很少主动开口。

克莉丝的母亲经常大声宣扬自己是多么含辛茹苦地独自抚养克莉丝长大。她的口头禅是："还不都是为了克莉丝！"这时的克莉丝，总是垂着长长的睫毛，眼珠不安地转动着。

克莉丝母亲回想当年，不外是自己如何的美貌动人，有多少条件好的男人追求着她，但她都为了克莉丝而没有答应，为了孩子她牺牲了多少次嫁人的机会，说到最后总会叹一口气："唉！还不都是为了克莉丝！"

这样的话听多了有人渐渐起了反感，明明是自己病了好多年，一直是女儿照顾着她，怎么反过来是为了克莉丝才嫁不了人的呢？克莉丝承担了多少的重担，付出过多少的辛劳，竟不曾听她母亲提起过一个字。

被迫终止的童年

此外，随着时间的流逝，这对母女的人缘慢慢减退，因为克莉丝母女在医院里八卦传多了，总会造成一些是非恩怨。因此，众人在她们母女面前变得要小心说话，甚至话说到一半会有人突然停住，彼此传递警戒的眼神，气氛瞬间变得尴尬而诡异。

在一个周末的早晨，当我正在工作室整理媒材时，有人轻轻敲着门。我打开门，看见克莉丝独自站在门外，她微笑问："我可以进来吗？"我说："当然！"她跳了进来，先观望了一会儿，便很灵巧地加入我正在做的整理和预备工作。然后，我问她想不想画画，她答好！但表示不知要画什么。于是我要求克莉丝画她的家庭。

她画的是由左而右，依序是：自己、父亲、母亲。除了父亲的嘴是一条闭紧的横线之外，她和母亲都有着笑得弯弯上扬的嘴角。不过，令我感到特别的是：从图中看来，虽然克莉丝极少与父亲接触，并且父亲也很少来探视她们母女，但在她心里，似乎与母亲的距离才是更遥远的。

在这幅画中，父母的手臂极短，甚至省略了手掌与手指，但克莉丝的手臂在画中却是极长，并且拥有一只超大的右手掌。

画完后克莉丝露出在人前少有的落寞表情，谈起自己记忆中的父亲，谈起母亲的病，谈起自己从不曾有过一个像其他同学那样的家庭。她说："我很想念小时候和我妈一起去逛街，去购物商场玩。"停了一会儿，又加上一句："我不知道还能不能有这样的机会。"

　　她在母亲被诊断得了癌症之后，就被迫终止了她的童年。她必须小小年纪就学着照顾母亲，母女的角色似乎颠倒过来。家中的一切常是她一个人打点，她要负责洗衣、煮饭、采买杂物。若母亲又住院了，她就只能跟着去，甚至必须转学，晚上就睡在母亲的病床边。她说："我多么希望像别的同学那样，可以丢下一切去参加派对，享受欢乐。"

　　之后，克莉丝就常在没有其他人的时候敲门进来，我们两人有越来越多单独相处的时间。她做起事来非常熟练利落，就像个小助手般陪着我一起准备治疗室的媒材活动。我们常边做边聊天，她的话越说越多，慢慢地我发现她那成熟外表之下，其实隐藏着一个受尽惊吓的小女孩。她说她从小难过或害怕时，都会一个人躲进黑暗的衣橱里哭泣，甚至睡着，而她的母亲从来都没有发现。

活在谎言里

　　一次克莉丝来找我时，显然是之前哭过了，她的声音中不再有平日的稚嫩，她瞪视着我说："你知道吗？我生我妈的气！我妈总是说她会好起来的！等她好起来我们就一起回家……"停了片刻，她提高嗓门："但我已经不指望了！"

她的脸庞滑下眼泪，哭着说："我妈总是一再地说，只要我虔诚地祷告……上帝就会听见的，上帝就会让某个人发明新药，我妈就可以好起来……素贞！我一直都有祷告啊！"最后她哀怨地说："我已经不再相信了！"

由于克莉丝的母亲一直假装死亡不会发生，也从不愿与克莉丝提起分离，因此克莉丝与母亲从来就没有机会彼此表达真实的感受。她们母女多年来一直活在一个假象里，让小克莉丝在黑暗中，独自承受着痛苦与孤单。

克莉丝的母亲不肯面对事实的态度，实在已深深伤害了这个孩子！克莉丝常年以来被迫活在母亲的谎言里，困在一个虚幻的世界中徘徊，找不到出口，小小年纪的她更是不知何以自处。

通往天上的途径

克莉丝对我坦露越来越多的秘密，将我们两人紧紧联系在一起。她更常逗留在我的治疗室，当我忙着照顾其他人时，她也会静坐一边涂鸦，但她的作品仍是不断重复一成不变的太阳、树、花和云。只不过有时是蓝天白云，有时乌云密布。

由于克莉丝的身份特殊，以院为家，半年来和所有的人又混得相当熟，因此她能自由进出各个病房。这情况却也带给医院工作人员许多困扰，例如当某些病房有人遗失贵重物品之类的事情时，难免有人会怀疑她。

医院社工积极为她寻找领养家庭，也曾安排过几次让克莉丝母女与领养父母见面，但都因克莉丝的母亲抵死不肯签字放弃监护权，而没有成功。

此外，已再婚的克莉丝的父亲亦曾表示要接克莉丝去他的新家同住，却受到母亲的百般阻挠，甚至以自杀威胁——尽管她人都已经在安宁病房了——因此最后总是不了了之，一切暂缓。

于是克莉丝继续留在医院里游荡，继续受到许多人背地里的怀疑、传言与防备，因此在可能的情况下，我还是尽量把她收留在我的治疗室里。

有一夜很晚了，她悄悄来到工作室，手臂似乎夹带着一件重物，一闪而入。待她将东西放在桌上，我才看出那是本厚重精装的大笔记本，有着豪华烫金封面，平日都是以翻开的姿态，摆在医院的祈祷室里，供病人或家属在上面自由留言。

"克莉丝！你怎么把这个拿来了？"我听见自己声音中有谴责的味道。

她神秘地说："我要给你看一些东西。"她一页一页地翻着本子，一段一段地指给我看她写的部分。原来，她一直都在无记名的留言本中与上帝说话，里面记载着所有她对生命的种种疑问。在这本子里，她找到了通往天上的途径。

留言本中，从"亲爱的上帝，你为什么让我妈妈生病？""亲爱的上帝，求求你，不要让我妈妈死！""亲爱的上帝，请不要让我妈妈再痛了！我愿意为你做任何事！"一直到"亲爱的上帝，我已经准备好了！如果你要带她走的话。"翻过一页又一页，我看见一个孤独的孩子与上帝的对话，她的悲伤、困惑、讨价还价、绝望，到最后的妥协，历历在目，读来令人心酸。

看完后，我合上本子深深地叹息："克莉丝，谢谢你让我看这些。"

克莉丝垂着头低声地说："我妈的身体越来越痛了！她总是告诉我她很痛，但又叫我不要担心！"她抬起头望着我，"你说我怎能不担心呢？"蓝色大眼睛中满满盛着痛苦的泪水。

她啜泣着说："今天我向上帝祈祷，快点来带她走吧！不要让我妈再受苦了！……你知道，我希望上帝快点来带她走！"她的眼泪倾泻而出，我将她拥入怀中，让她尽情哭泣。

那天晚上，克莉丝离开前画了一张与过去完全不同的图画：那是一座断桥，桥的一端倒向大海，但断桥与天上的太阳之间，有一道彩虹相连，三只海鸥在空中飞翔（图25）。

就在一个礼拜之后，克莉丝的母亲骤然过世，克莉丝当时正在学校上课。现实里，她们母女两人最终没有道别。

治疗师最重要的工具是什么？

故事中相对于她母亲的浅薄，克莉丝显得成熟许多。虽然看起来文静腼腆，但她的人际应对却超乎一般人的熟练，甜美的笑容与无辜的眼神总是能够在最短的时间里捉住人心。

但是，吸引我的倒不是克莉丝迷人的外表。当我越是与她亲近，就越被激起一种母性的情感，觉得心疼这孩子，为她失去的童年感到不舍，也同情她身处困境中的挣扎与彷徨，因此情感上很快地有了强烈的联结，到后来她几乎跟我亲昵到无话不谈。

记得有一次，克莉丝以悲伤的神情黯然问我："素贞！你信的是什么教？你相信人死后会上天堂吗？"

美国是一个很讲究宗教自由的地方，不可任意在职场上传教。并且为了让病人感觉一视同仁，不必担心因教派不同而有差别待遇，治疗师习惯在工作中避免与病人谈论彼此的宗教信仰。

我对克莉丝说："虽然我跟你信仰的宗教不同，我也不确定人死后会去的地方，不过你想不想听一个故事？""好啊！"只见她眼睛一亮，立刻跳过来依偎在我身上，就像一个向母亲撒娇的孩子！于是，我们一起舒服地坐下来，我给她讲了一个故事。

蜻蜓点水的启示

在一个美丽池塘的水底下，住着一群虫子，它们每天在黑暗与泥泞中爬行过日子，倒也相安无事。唯一会令这群虫子害怕的，就是伙伴们相继地失踪了。因为每隔一段时间，就会有一只虫子顺着水草往上爬，爬呀爬，爬到了最高点，之后，就消失了！而且再也没有回来过，这是怎么一回事呢？它们到哪里去了呢？这些虫子议论纷纷，终于它们再也忍不住了，决定要慎重地来面对这个问题。

于是有一天，所有虫子聚集在一起，开了一个研讨会，会中大家热烈地探讨所有失踪的可能性，然而，还是没有办法得出结论。因为，这些虫子没有一只有过这种经验。最后大家终于达成了一个共识，那就是彼此承诺：任何一只离开的虫子，一定要回来告诉大家，到底是去了什么样的地方，那是一个什么样的世界。

过了几天，其中的一只虫子感到自己体内有了不寻常的骚动，他不自觉地开始顺着一根水草往上爬，其他虫子看见了，就齐声喊：

"要快点回来哦！"

"等你哦！"

这只虫子感到全身充满了张力，好像体内有个炸弹快要爆开了！于是它不由自主地奋力往上爬，爬呀爬，只觉得两眼昏花，快不行了！这时候它抬头望去，发现远方出现了白光，而它已经进入一个由一圈圈涟漪所形成的通道里，它越接近顶端，那白光便越强烈，最后它只觉得一阵眩晕，仿佛被那光所融化而消失了。

不知过了多久，当它再睁开眼睛时，眼前一片五光十色，令它震撼！哇！这就是另一个世界吗？它看到了一片与它原先居住的黑暗泥泞世界完全不同的景象。

现在它可以感觉到水面上轻轻吹过的阵阵微风，以及空气中洒在身上的暖暖阳光，它的身体感到酥酥痒痒的。啊！真是太美妙了！所有的蓝天白云、花草树木，还有一些飞来飞去的东西都让它赞叹。

美丽新世界

突然，体内那股快要爆炸的张力又回来了！这时它不由自主地使尽全力去震动自己，好像要甩开身上的锁链。没想到随着这激烈的抖动，它发现自己竟然凌空升起，离开了本来栖息的水草。惊吓之余，它拼命抖动，只见水面离它越来越远，哎呀！最后发现原来带着它移动的是自己背上的两对薄薄透明又细长的翅膀。它战战兢兢地随着空气中的气流，学着滑翔或摆动，上上下下、忽东忽西，转个弯、绕个圈，哈哈！原来它再也不必在黑暗泥泞中爬行了！它欣喜若狂，这就是外面的世界吗？真是太美了！

飞呀飞，它尽情地享受这前所未有的美妙滋味，几乎达到忘我的境界，好像它有生以来就一直会飞似的。突然，它停在半空中，因为一个念头重重地敲了它一下。

"哦！糟了！我完全忘了我的承诺！我必须回去告诉水底的那些伙伴，外面的世界真是太棒了！没有什么好担心的。"

它立刻朝水面冲下去，没想到它在水面上狠狠撞击了一下，立刻被弹起。它飞上天，再试一次往水面冲去，这次它企图钻进水里去，没想到又失败了！一次又一次，用尽各种方法，还是进不去它原来的世界。最后，它终于明白了，它是永远回不去了!

水底的虫子等呀等,始终等不到一只回来的虫。因此,直到今天,它们都还在害怕着、承诺着、等待着……没完没了。

"克莉丝!你看过蜻蜓点水吧!你知道吗?传说这就是今天我们可以看到蜻蜓点水的原因。"

克莉丝的眼睛睁得大大的,听得津津有味,最后,蓝眼珠一转,抿着嘴笑了!她露出慧黠的眼神说:"素贞!我懂了!"我目送她张开双臂像蜻蜓般飞舞而去,她灿烂的笑容也照亮了我的心。

治疗师的情绪

其实,克莉丝的母亲突然过世颇不寻常,因为安宁病房的病人通常自己带着控制吗啡的止痛仪器在身上,可以自行控制其中的吗啡剂量来止痛,而我发现病人常不愿调高剂量到"不痛"的程度,他们告诉我:有痛感才有知觉,昏睡等于死了。

但我听说克莉丝母亲的过世,是因那仪器突然失控,痛得她再也无法忍受地哀号,最后是大叫着:"让我死,让我死！"这样拼命惨叫着折腾了半小时，心脏无法负荷就断了气！

那一天晚上，我回家听到医院同事传来的消息，受到极大的震撼！我没有想到这个与我工作不到半年，情况比其他人好太多的病人竟然死了！而且死得这么惨！我没有机会看到克莉丝，但是想到她连一声道别的机会都没有就失去了母亲，我的心里有说不出的难过。怎么会呢？怎么可以就这样死了呢？克莉丝该怎么办？克莉丝将何去何从？整个晚上我辗转难眠，竟满脑子都是克莉丝。

第二天一早我到了医院，拖着沉重的身体进到我的办公室坐下来，拿起电话照例先听留言，这时电话中竟传来护士轻快的声音："……你的××病人在昨天×点×分安详地去世……"顿时，我火冒三丈，气得跳起来："什么叫'安详地去世'？明明死得那么惨！谁的错都还不知道，你在骗谁呀？竟敢说'安详地去世'！"

我气冲冲地从办公室冲向病房护理站，要去找护士问个清楚！不过办公室离病房其实颇有一段距离，在途中不知为什么转了一个弯，冲进了我的艺术治疗工作室，锁上门，在里面乒乒乓乓翻了一阵，顺便摔了一些东西，找到了我要的材料，开始做了起来！

一件讽刺的作品

隐约中我知道我想要做的是一个棺材，一件讽刺的作品：《安详地去世》。我先在纸上写了许多骂人的话："自私、欺骗、虚伪、残酷、失职、笨蛋、自欺欺人……"然后用力撕成碎片，再用一个长方形盒子将底层铺满了这些碎纸，之后再铺上满满的一层干燥花和许多俗气的珠宝亮片，并且打开一瓶廉价香水，用力甩进去，让整个棺材充满刺鼻的香味。

最后，"砰！"的一声，我狠狠盖上盖子，在棺材盖上用最粗俗的亮片贴上"安详地去世"几个字！

到此，整件作品终于完成，历时约一小时，我把棺材拿在手上把玩良久，陷入了沉思，最后，我深深叹了一口气。虽然开始时并不很清楚自己要完成的是什么，只觉得需要释放和抛弃一些东西，但又隐隐觉得这棺材也需要帮我埋葬些什么。

最后完成这件棺材作品后，我沉静了下来，才慢慢地拨云见日，看清了自己为什么会有这么大的情绪反应，几乎失控！在创作这个棺材的过程中，我的心情从最初的愤怒，转变成一种悲伤与同情，直到最后，才真正碰触到深层的自我，了解了自己的愤怒是什么，悲伤质疑的又是什么。

一开始，我气护士的轻忽，但创作过程中，我才发现自己更气的是这母亲的自私，气这小女孩被如此剥削、被不公平地对待，最后，我才终于碰触到自己最深层的遗憾。

我要什么？我要克莉丝的母亲给她一个交代，说再见、说抱歉、说感谢、说祝福之后，才可以离开克莉丝……我要什么？我要克莉丝有一个幸福的未来……我要什么？我要一个成功圆满的治疗结局……事实上，我更气的是事情不能如我所愿，气自己没有达成目标，气自己无能为力！

我竟然跨越了我的角色而不自觉！在我重新检视自己与这对母女的关系时，才发现其实我已投入太多，陷入了情感的旋涡里，失去了一个治疗师的立场，模糊了自己的角色与界限。克莉丝与她母亲的命运岂能被我掌控？我又凭什么去批判他人或苛责自己？我需要让那棺材来埋葬的东西，正是一种自大与"我执"。

助人者的首要课题

正如心理治疗师欧文·亚隆在其书中曾经说过的：心理治疗是一种非常耗费心力的事业，治疗师必须发展出自我觉察的能力和内在的力量，以适应许许多多专业上本来会有的危险。弗洛伊德谈到治疗师常常接触病人的原始材料而受压抑的问题时，也曾将之比喻为暴露在危险的放射线之下。

亚隆也指出：治疗师最重要的工具就是自己。

确实，治疗师的工作隐藏着危险，最重要的工具又是自己，因此如何保养这工具，就是助人工作者首要的课题了！

我终于深深体会到，在整个艺术治疗养成训练中，一再被提醒的是每个人都有不同的盲点，艺术治疗师需要不断检视自己，努力确保有自知之明；并且一再被告诫的就是，千万要持续地创作，因为这就是最佳的自我照顾。

在有限的时间、空间、媒材与活动中，我们创造了艺术治疗的界限，在有限里去创造无限，艺术治疗师的职责是在此架构中为病人尽力，为病人谋求最大的福祉。

通过克莉丝，我看到治疗师本身的持续创作是何等重要！艺术创作对治疗师来说，就好比是拥有一个明镜般的护身盾，可以照见自己，可以适时地避免伤害他人，也避免伤害自己。

在克莉丝母亲的葬礼后，穿着黑色洋装的克莉丝由领养父母带走。在高大的养父母中间，克莉丝看起来变得好小，就像一个让父母牵着手走向幸福的小女孩。

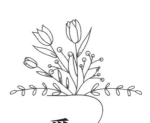

爱中国画的彼得

艺术治疗最大的困境是什么？

几次下来，彼得开始逃避作画。他对我坦承：其实他深知艺术的力量，动手创作会触动他的情绪。他承认自己对艺术治疗有过经验，并了解它的功效，但他认为那对他来说太痛苦了！因此他必须极力克制自己，才能不被引发和碰触任何内在的情感，因为他不想要活得那么辛苦。并且他说：『让我意外的是即使是临摹中国画，竟也能害我情绪几乎失控！』

彼得是一位艾滋病患者，二十六岁，同性恋，在医院中大家都称呼他为"艺术家"。彼得穿着潇洒、举止优雅、容貌俊美，带着忧郁的气质，瘦削的脸庞衬托出一双迷蒙的眼睛，如诗人般梦幻。住进安宁病房半年之后，他病情改善许多，因此当他在医院走动时，几乎看不出是病人，还吸引了许多人的目光。

第一次与彼得接触，是由我的医院督导特别介绍而认识。她与彼得工作了半年都没有进展，据说彼得对东方文化很感兴趣，因此我一来到医院，她就赶紧将彼得转介给我。

彼得是美国艾滋病研究基金会的受益者，他比其他病人享有更多来自基金会的资助，因此似乎享受了比别人更多的福利。

尽管如此，当我首次进入彼得的房间时，还是吓了一跳。那也叫病房吗？根本是一间最完善的画室！不仅有精致的画架，更有专业设计师用的画桌、台灯，尤其当我仔细观赏那些颜料、画材时，发现竟然都是最高级的货色，光是貂毛水彩笔就有好几支！还摆着几盒全新的牛顿透明水彩，悬挂了一组大小粗细皆有的中国毛笔！

当我进一步知道这全套设备是怎么来的时候，就更加惊讶了！原来这些都是医院里的人陆续送给他的，这些人包括医护人员、病人、家属、义工，我不禁感叹彼得是何方神圣？竟然有这么大的魅力！

艺术家美名

经过第一次的探访之后，我和彼得开始工作。他看起来热切积极，要求我示范中国水墨画给他看。我先是用牛顿水彩里的黑色颜料代替，之后，索性将自己的墨砚与画谱带来借他，又帮他买了宣纸、棉纸，显然他的病房从此又增添了不少设备。

彼得先试着从中国竹子画起，像个认真学写字的孩子，一笔一画也还有模有样。完成后，他背着双手细细比较我们两人的作品，嘴角微微上扬，露出酷酷的笑容，自我嘲谑一番。我相信如果彼得会讲中文的话，他就会说出画虎不成反类犬之类文绉绉的话来。他显得兴奋而满意，似乎第一次画画已是良好的开始。

我的督导非常满意我竟能让彼得愿意再重新画画，因为她说已经很久没有人能让彼得动笔了，而她也曾经邀过其他治疗师来帮忙，都没有成功，因为彼得总有千万种托辞。但由于他的忧郁艺术家气质赢得医院里许多人的怜惜，大家便纷纷送他画材表示鼓励，希望他能振作起来，于是他"艺术家"的名声就更响亮了，虽然他并没有创造出什么作品。

彼得一开始就兴致勃勃地跟随我画着中国山水、花鸟，然后在医院中大肆炫耀展示作品，果然让更大批的粉丝对他崇拜有加，更确定了彼得的艺术家美名。当我邀他来参加艺术治疗工作室的开放活动时，偶尔他也会来。

但我发现每当我在照顾别的病人时，他就悄悄溜走，总在事后用各种理由来解释他的突然消失；不过，如果我在整个时段都照顾他时，他就可以在治疗室待到最后。几次下来，我发现了那是他的行为模式：他不能被冷落。

彼得是一个童年严重受虐的孩子，而他一点也不隐藏个人的遭遇，甚至还颇津津乐道，不论跟谁，在言谈间总是有意无意地让人注意到他的不幸。

浪迹天涯的过往

彼得告诉我他七岁时生父过世，母亲很快再嫁，之后又生了一堆孩子。他这个拖油瓶成了母亲和继父穷困生活的出气筒，因此他被残酷地虐待，直到第一次离家出走。

离家那年他才十二岁，彼得自称在外游荡的生活充满刺激，精彩而过瘾，因他正好赶上了嬉皮潮流的尾巴。小小年纪的他，可以轻易地混在嬉皮士群中浪迹天涯。更何况凭他的清秀机灵，要赢得各色男女的欢心是轻而易举的事，三教九流他都吃得开。若厌倦了这批人，他就独自上路，搭着便车到别处晃荡，寻找更刺激的人群。

就这样蒙混着过了好几年，直到因吸毒被警方逮捕、遣送回家。那年他只有十六岁，已几乎走遍大半个美国，并且养成了一身恶习，酗酒、滥交、赌博、吸毒样样行。当然回家之后与几乎像陌生人的父母弟妹生活在一个屋檐下，哪能适应？因此没多久又跑了，继续他浪迹天涯的旅程。

当彼得向我描述这些人生过往时，就像一个剧场表演者，场景可以是旧金山、纽约、洛杉矶、西雅图。他时而娓娓道来、唱作俱佳，时而表情生动、眼角含泪。演主角的人又是故事中的主角，活生生的一出戏，看得我不知彼得是人生如戏抑或戏如人生，更叫人分不清他的故事有几分真实。

艺术家嘛！没办法！

彼得自称曾与许多嬉皮士艺术家在一起生活过，他们教了他艺术的种种，也有些人还教他画几笔，就这样他开始以艺术家自居。彼得最常说的一句话就是："艺术家嘛！你知道，总是这样！"或"艺术家嘛！没办法！"然后耸耸肩。

他眉飞色舞地谈到所谓的"艺术家生活"，就是男女杂居，晨昏颠倒，纵欲无度，通宵达旦地寻欢作乐，无法无天不受任何拘束。他对自己何时成了艾滋病携带者根本无从查考，只说："艺术家嘛！你知道，总是这样！"接下来的标准动作就是耸耸肩，两手一摊。

但是，让我不寒而栗的是当他知道自己是艾滋病携带者之后，仍继续滥交、吸毒、麻醉与放纵自己达五六年之久，直到严重发病，住进安宁病房。这时他对我说的也是："艺术家嘛！你知道，总是这样！"

当我们谈起他过去的创作时，他说他可是经历了不少的创作历程呢！即使在穷困潦倒时，还常把小老鼠捉来当画笔用，先提着老鼠尾巴，将它淹在油漆桶中蘸饱颜料，提起来放在画纸上，再捏着老鼠尾巴末端，让那吱吱叫的小东西在纸上挣扎乱窜，制造出各种色彩线条和图像。几次下来所呈现的画面出乎意料的有趣，用这种方式完成的作品，让不知情的人颇为赞赏，还曾卖掉几幅老鼠画呢！说完放声大笑，我呆看着那张美丽和得意的面孔，只感觉一阵作呕与寒冷。

彼得自称对中国的"老子"很有研究，常卖弄些一知半解的"顺其自然""道""无为"之类的名词，想必又是从老嬉皮士那儿"偷"来的，不过倒也能把通常对中国一无所

知的美国人唬得一愣一愣的，为彼得增添不少神秘与迷人的
风采。

逃避作画

彼得跟着我画了几次中国画，每当他动手聚精会神创作
之后，就会有某种触动，眼眶湿润，深沉的眼神更加阴郁。
只有一次无意中提起他的母亲，语气充满怨恨，但立刻警觉
地停住。每当他有这样的一阵恍神之后，就会立刻深吸一口
气，看得出来他硬是把情绪给吞回去，然后若无其事地换上
另一副表情，变脸对他来说几乎就像脱帽、戴帽一样容易。

几次下来，彼得开始逃避作画。他对我坦承：其实他
深知艺术的力量，动手创作会触动他的情绪。他承认自己对
艺术治疗有过经验，并了解它的功效，但他认为那对他来说
太痛苦了！因此他必须极力克制自己，才能不被引发和碰触
任何内在的情感，因为他不想要活得那么辛苦。并且他说：
"让我意外的是即使是临摹中国画，竟也能害我情绪几乎
失控！"

之后，彼得屡屡借故不能画而闲聊起来，他会抱怨身
体不适、心情不好或晚上有朋友会来之类，"或许下一次

吧！"他一再地这样说。然后滑溜地转变话题，开始发表他的虚无人生观和愤世嫉俗的高论。例如：人生有什么意义呢？人活着就是要及时行乐，再努力也终须一死，何必计较那么多呢？各人只要管好自己就好，不时地还引用"老子说"，甚至还说了："拔一毛而利天下，不为也。"

我啼笑皆非地打断他："老子没有说过这样的话，我确定。"

彼得耸耸肩："好吧！不管是谁，反正是一个中国的哲学家说的，没错吧！"

躲在高墙里

就这样彼得精神亢奋时会高谈阔论，滔滔不绝地评论各种社会议题，像堕胎、安乐死、战争、犯罪率、同性恋，但不管谈的是什么，结论都会指向社会的不公平、弱肉强食、迫害善良，而他自己就是这样一个不公不义社会下的受害者。

他口口声声都是："我不像你们这些既得利益的幸运儿（你们侵占了社会资源）！"以及不断发出"可怜的我！"的信息，一再要求别人注意他的不幸和悲惨遭遇。

如果我提醒他眼前有这么多善待他的人，他的标准反应就是："是啊！你说得没错，但是……""对呀！你说得正确，不过……"然后很快地话题就像条蛇般滑溜过去。他极擅长于模糊焦点和混淆主题，并且不断在表层绕圈子。此外，在不同人面前他说着不同的故事。

我了解他的语言能力是他的天分，更是多年浪迹天涯所锻炼出来的生存技巧。语言是他的武器，也是他的护身符，更是他的致命伤。他善于与人玩着语言的游戏。通过语言，他把每一个人带进他所造的迷宫里；通过语言，他为自己筑起厚厚的高墙，躲在里面。这一切，为的只是逃避去面对真实的自己。

照理说，艺术治疗对于擅长玩语言游戏者更能发挥作用才对，因为绘画是较不易受理性与自我控制的一种表达方式。然而，深谙此理的彼得却宁可牺牲对艺术的爱好，宁可舍弃创作，也不愿开启城门，他的城堡真可以说是固若金汤了！

操弄所有人

在这段时期我常为了做研究，停留在医院的时数比任何工作人员都长，也比轮班人员有更多的弹性。此外，我也常特地在假日去观察医院情形，尤其像圣诞节或除夕夜之类，我好奇的是：病人能否回家过节、有无访客，或冷清的医院气氛对病人的影响等，而这些情况对于病人的心理又会产生什么变化。这些都是我研究的内容。

也正因为如此，我才无意中发现彼得的许多小动作，例如他会一身光鲜地在深夜从后门偷溜出去。医院大门警卫森严，出入必须佩戴证件，否则都要登记。而后门平常是只能出不能进，十一点以后即上锁。彼得何以不走正门？回来时，又会是谁帮他开的门呢？

此外，彼得在不同时间会有不同的神秘访客，多半是年轻男士，但会在病房外某些偏僻的角落，一见有人来，即若无其事地走开，看起来鬼鬼祟祟。

我还发现，过去在医院里实习的治疗师竟也违反治疗伦理，私底下邀约彼得去参加艺术节的庆典活动。两人变装，避开众人耳目，相约出游。

但是，即便如此，也尽管彼得的言谈经常前后矛盾、漏洞百出，在医院里他却一直都是人人眼中怀才不遇的艺术家，仍然拥有大批的崇拜者。

他的心情在我们的艺术治疗工作时段中落差很大，情绪高昂时大放厥词（在我面前谈起"老子"时会收敛一些）；但情绪低落时就完全沮丧消沉、自怜自艾，唯一一致的地方就是每次都能巧妙地避开艺术创作，避开碰触个人的感受和自己当前的议题。我觉得自己越来越难以忍受和彼得一起工作。

他耍各种手腕去获取他人的注意、物质与情感也就罢了，让我最无法忍受的是他用中国道家思想到处唬美国人，还践踏艺术家之名，更骗取众人的善良美意，难道就这样任凭他操弄所有的人吗？允许他这样自欺欺人到死吗？这样是为他做治疗吗？彼得是我有史以来与督导们讨论最多与最久的一个个案了！

学习更接纳的眼光

我的医院督导对于我希望采取更积极的方式，例如"面质"，总是不断地帮我踩刹车，但她也无法回答我一再的质疑："我们的耐心不正是在支持、默许和助长他的逃避行为吗？这是在帮助他吗？这也叫治疗吗？"

另一位院外督导虽有不同看法，但他的重点是一再帮助我看清和处理自己对彼得的情绪，并且要我学习设定专业助人者的界限，懂得在何时应放手将个案转介他人。他提醒我：这是身为治疗师该有的自觉，若不知何时该放手，将伤害个案的权益。

最后在两位督导的密切关注下，我选择继续与彼得工作，但学习以更接纳的眼光看待他，允许他以自己的方式过他的人生。因此彼得仍然继续悠哉地长袖善舞，赢取他要的一切，而院方也继续给他提供艺术治疗，只因他一直表示有意愿，直到生命终点。

在彼得与我工作五个月后，一次夜归时，他不小心感冒了，暴发严重的急性肺炎，很快地病况就急转直下，他再也不能起床或说话，脸上覆盖着氧气罩，且经常陷入昏迷。

最后一个月他急速消瘦，缩小了的身躯躺在床上，看起来就像一具儿童骸骼。在最后阶段时，他紧闭双眼，眉头更是紧紧锁住，不断发出痛苦的呻吟，并且就像溺水的人为了吸气而努力挣扎。但是最让人心酸的是他像小婴儿般在哭泣，嘴里一直喃喃呼唤："妈妈！妈妈！"

医院社工帮彼得联络他的母亲，但发现他母亲有着与彼得同样的行为模式，用各种理由拖延，不断改变前来探视的日期，彼得终于等不及母亲的出现就过世了！全院的人无不哀伤，宣称我们失去了一位了不起的艺术家。

艺术治疗最大的困境是什么？

彼得短暂的一生，是否如他所描述的充满传奇色彩，无从考证。但至少在最后安宁病房的日子里，他展现了创造个人魅力的绝佳才能，赢得了超人气的地位，纵使从头到尾都没有亲人照顾或探望，他却可以在偌大的医院中独领风骚。

不过，在美国这所安宁医院中，病人生理上的照顾有医生、护士、护工。他们的人数呈正三角形分布，从最上层的医生一直到最底层的护工，因此当病人没有家属随侍在侧时，也无须担心。

其实，即使有病人家属愿意留宿医院，亦是另外居住，院内另有一区为家属设计的类似旅馆的房间，除非特殊状况，否则家属通常不与病人同住在病房里。

白天，没有家属的病人可以由院方安排专属义工来陪伴。这些接受过充分训练的优秀义工，其资历经由计算机与病人的需求配对之后，再经双方实际接触，觉得彼此合适与投缘，才能开始工作，让病人在安宁病房不觉孤单亦不被冷落。因此，彼得住院期间，一直有位像慈母般的义工，定期带礼物来陪伴他。

在这近一百个床位的安宁医院中，最大的部门就是心理治疗了。这个部门中除了拥有不少心理咨询师之外，还有各类治疗师，专任加上实习的艺术治疗师就有十来位。有时艺术治疗师也搭配音乐治疗师一起为病人工作，因此病人有许多的选择。

像彼得这样的病人，虽然表示愿意接受艺术治疗，但是他不肯动手创作，只想谈话。一般来说，几次之后我们就会考虑，将他转介给院内其他使用语言的咨询师去与他会谈，以免得不到效果且浪费资源。

因为"艺术治疗"的定义是：以艺术创作为媒介的一种心理治疗。虽然治疗中语言可以介入，偶尔也可以接受病人不创作，但原则上，病人若长期不创作就不能称为"艺术治疗"了，治疗师会在共同讨论之后将病人转介出去。

至于病人不创作超过几次就应转介出去，也有一般规定。但彼得看来是个特例，我的医院督导、专任的艺术治疗师，似乎对他特别宽容，他给了彼得半年的时间，仍不肯放手，不断为他安排新的艺术治疗师，直到我接手。这不寻常的现象，我想若不是受到艾滋病研究基金会资助的影响，就是我的督导受到彼得的艺术家之名和他个人的魅力的蒙蔽了。

三方督导

通常我们每位实习治疗师至少会有三位督导，机构内与机构外各一位，再加上学校专门负责实习的督导。这种安排是因为机构内督导在体制下工作，有时会身不由己，或工作久了产生个人盲点，无法客观行事，因此需要另一位院外督导来平衡，而学校督导便负责为学生做理论与实务的统整。

这样三方面所形成的监督系统，让实习治疗师能用严谨而多面向的角度去观看、思考与尝试。尤其在多元文化的部分，需要用更宽阔的视野、更客观的角度来处理时，这样的实习制度就能充分发挥作用。

我的机构外督导保罗，本身是犹太裔，学养精深、阅历丰富，对东方思想颇有研究，一向很能尊重我来自不同文化的差异性。记得曾经在治疗团体中有个第一次加入的非裔黑人，当众不屑地说："你们台湾制品都很差劲，台湾制造的东西怎么能买？"我就对着他说："如果台湾货都很高级，穷人怎能享受血拼的乐趣？"众人大笑！那黑人的表情好像被我当众打了一巴掌。事后保罗大笑说："干得好！"

不过，在处理彼得这个案子时，保罗的态度就非常严肃，因为它牵涉的层面很广，会碰到的最大议题就是文化差异了，尤其专业与团队之间的平衡更是美国医疗体系中的特色。

美国是一个较为讲究个人主义的国家，各人为自己负责，彼此亦尊重他人所拥有的自由，同性恋就是其中一例。医院中的一位牧灵人员本身就是公开的同性恋，而大多数人并不以为意。

这样的情况在专业人员共事的环境中就更是明显，每个人对其他的专业领域都表现出尊重的态度。在美国医疗机构中，不只工作划分清楚、各司其职，更不会轻易越界。虽然中国人常笑西方人是"头痛医头，脚痛医脚"，其实深入观察，会发现事实并非如此。

这是由于当工作越是走向专业，每个人所研究与探讨的范围越是深入，势必造成在宽度与广度上的缩小，所以在医疗界一位心脏专家不一定懂心理，一位会医脚的医生不一定会医头，其实是很正常的。

团队精神

因此，我看见"团队精神"在西方医疗体系中，扮演着极为重要的角色。虽然他们尊重各自专业的独立，但更重视的是整个医疗团队的合作。"专业"与"团队"这两者是并存的，在发展专业的同时，必须同步发展出良好的团队精神。

所以，表面上看起来各人只负责自己所属的专业部分，病人似乎被"切割"或"肢解"了。但事实上，通过团队定期与不定期的密切联系与合作，病人最终被还原成一个完整的人，不至于让专业的分科分类形成见树不见林的弊病。

因此，能与整个团队其他成员沟通与讨论是成为专业人员的重要能力，也是形成专业素养的关键因素。团队讨论过程经常极其开放与激烈，但最后做决策的还是负责此专业领域的人。

例如当治疗师与精神科医师对病人的诊断有异时，治疗师会提出来讨论，但最后还是尊重精神科医师的最终判定。社工为病人做资源与福利方面的服务时，若发现病人有心理问题，会提出讨论，再转介咨询治疗师，义工也不会越界去做护工的事，除非被交托等。团队精神的极致就是：每一位成员功能不同，却是一样重要，环环相扣。义工的地位也和医生一样无可取代。

因此，当我与保罗讨论彼得的情况并提出疑问时，他的谨慎处理是可以理解的。首先他看我的作品，然后专注地聆听，共情我的感受，这是我们接受督导的模式！必须先将自己与个案工作后的心情创作出来，然后带着作品去见督导。

把神的工作交给神

保罗从我的作品中读到我的情绪与困惑。他先帮助我去面对自己：我被触动的情绪到底是我个人的什么议题？民族意识？权威？尊严？信念？……他尤其先考虑我的文化背景与东西方观念的差异。

之后，才进入核心问题。先厘清彼得的问题归彼得，院内督导的问题归督导，而我呢？我在这情况之下能学到什么？

我学到安宁医院的癌症末期病人群体或艾滋病群体，都有其各自特殊的文化。彼得超强的防卫心理，应从更多的角度去了解，包括他的人格特质与受虐经验，并且，不论如何，彼得个人对生命的自主与抉择权都应受尊重。

我更学到在一个有美国文化氛围的医疗团队中工作，最重要的能力是：清楚地表达个人的专业意见，适度地沟通，与其他人共同做出决策，以达到最后团队成员的相互效力。重点是：时时记得不是"我"，而是"我们"在为病人工作。

在充分发挥"我们"的努力之后，就要学习放下，接下来能做的就是为病人祈祷、给予祝福，把神的工作交给神。

最困难的功课

保罗与我亦深入地谈到：顺其自然或放任自流不是消极或放弃，反而是在助人专业里，最重要与最困难的功课。他说有多少治疗师只为了要证明或卖弄自己而失足，在自我膨胀中迷失，治疗师最困难的功课就是诚实地面对自己，每一个人都可能是自己最大的敌人。

在现今专业助人的工作里，没有人可以单打独斗。人性的复杂和治疗师有限的能力，都显示我们唯有互相支持、彼此合作，充分发挥团队精神，相互效力，才有可能让我们的助人专业慢慢地成长，在未来更趋成熟。

无为

保罗与我进而探讨中国道家的"无为"。我们两人都认为"无为"是助人工作中的最高境界，唯有不断修炼自我，才有帮助他人的力量。"无为"不是不做什么，而是不企图改造别人，更不刻意表现自我，是下功夫锻炼自己。结论是助人者更需致力自省与内修，以达到帮助与影响他人于无形的目的。

然而，在治疗师的专业领域中，每个人都应做到角色明确、界限清楚，不违反伦理，因而这样的"无我""平常心"更显得吊诡。这是语言文字有限的又一证明了！

故事中的彼得虽然能创作、喜欢创作、了解创作，也相信艺术治疗的力量，但这力量在他身上终究无法产生。他选择逃避面对自己，放弃最后的机会，宁可带着深沉的痛苦与遗憾含恨而终。

相对于前面故事里，走过死荫幽谷、与自己终于和解的海伦，彼得让我深深感受到：一个人最大的敌人，正是自己。

面对这样的个案，也就是艺术治疗无法施展的最大困境。

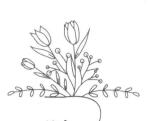

凋零的老兵刘先生

助人者也需要被帮助吗？

想不到这样也能挑起夫妻两人的战争！此时，不能说话的刘先生，却是老神在在（闽南谚语，形容从容安定），继续在画中的手心里默默画着一些东西，一点也不理会周遭的骚动，似乎颇有兴致画画，也似乎憋了许多想表达的东西。但此时刘太太已情绪失控，开始歇斯底里地哭闹，抢着刘先生手上的笔。

刘先生是一位七十六岁的咽喉癌末期病人，他是当年随国民党军队来台的老荣民（1948年、1949年随蒋介石退居台湾的那批军人的特定称呼）。由于台海两岸的阻隔，他与大陆妻儿离散了三十年。在这期间，他从盼望、等待到绝望之后，才又娶了一位年轻的台湾妻子，生下两个子女。想不到两岸最后终于开放，刘先生联络上原配妻儿，急急回乡团聚，并且几乎带去所有的积蓄以偿多年思乡之苦。之后，刘先生再返回台湾的家庭与第二任妻儿继续生活，然而，这一切已造成了永久的伤害。他的台湾家庭再也不能回到从前，第二任太太的心理已无法平衡。

不幸的是，不久之后刘先生就病了，而他这位年轻的老婆必须一肩扛起照顾一家大小的担子，虽是满心的怨恨与不甘，但在法律或道义上她都无法丢下丈夫不管。因此，当我初识这对夫妻时，这位妻子已经是心力交瘁，而且我暗自心惊这个家属对病人的折磨。

刘先生的喉头做了气切帮助呼吸，并且插着鼻胃管，已不能言语。他的妻子为他打理清洁或做喂食工作时，总是边处理边咒骂，更甚的是，还将刘先生的两只手绑在床栏上，理由是："谁叫他扯管子！活该！"刘太太的作为实在让人看不下去。

但所谓家家有本难念的经，刘太太一触即发的愤怒与怨气可是一大箩筐，只要有诉苦的对象，就没完没了到歇斯底里的地步，到后来谁都不敢惹她，对她只能敬而远之。

不知放松为何物

当我第一次探视这对夫妻，并且简短介绍艺术治疗时，刘太太对着病人嗤之以鼻："他呀！他能干吗？他什么也不会做！什么也不懂！"但我却看见刘先生眼中有热切的渴望，微微晃动着他的手。

我征求刘太太的同意，暂时将他松绑，刘先生竟向我伸出他颤抖着的手，于是我也伸出我的手，他紧紧握了几下，似乎在向我寒暄致意。我试着问候他，并简短问了几个问题，发现刘先生虽然只能以点头和摇头来答复，但其实他的神志非常清楚。

由于我曾经有与"渐冻人"工作的经验，我知道即使全身只剩眼球能转动，也可以接受艺术治疗，像刘先生这样眼睛、双手都还算灵活，何须这样被绑在病床上受苦呢？我相信他必然可以从艺术治疗中受益。

不过最大的阻碍来自刘太太，除了医护人员之外，她几乎不让任何人接近她的丈夫，就像用一条锁链紧紧缠绕着她的先生和她自己，把两人困死在里面。长期的过度耗竭，刘太太早已不知放松为何物，眼看着就要崩溃。但是，不管我怎么说，她死都不肯暂时离开去休息一下，让我与刘先生工作。

于是，第二天我请医院志愿者想办法分散她的注意力，邀她出去喝杯茶或散散步什么的，结果还是不成功，刘太太真的是不动如山。在无可奈何之下，我只好留她在一旁。

蓝色大钻戒

开始时我先将病床调整好，让刘先生可以坐起来，舒服地斜靠着，再打开一盒彩色笔，请刘先生选一支最喜欢的颜色。他毫不迟疑选了红色，但因长期卧病在床，他的手指已经僵硬，不慎让笔滑落下去。我耳边立刻传来一阵狮吼："你看你看！连支笔都拿不好！你能做什么！"那高亢尖锐的声音真叫人听了心惊胆战。我瞄了一眼病人，老先生倒是面不改色，一点都不为所动，正用眼光寻找那支掉落的笔。

我拾起笔，再让刘先生握住，这次刘先生紧紧抓住笔，像握着一把匕首，但僵在那里。我说："没关系！慢慢来！"帮他把左手张开，放在纸板上，再扶住他握笔的右手，让他做最简单的测试：是否能描绘自己的左手？他完全能理解我的意思，缓慢但顺利地将手描绘完成，看来握力和手眼协调都不错。

我一边看着一边与刘先生说话："我看到你用红笔画出了一只自己的手！"然后我礼貌地邀请站在一旁的刘太太，问她是否也有意试试看。没想到刘太太迟疑一会儿，竟嘟着嘴挑了深蓝色，在纸上那只手的中指上，赌气似的用力画了一枚大钻戒。

之后，我再邀请刘先生画。这次，他竟也挑了深蓝色的笔，在无名指和小指上各画了一枚戒指。这时，又传来一阵刺耳的叫嚣："两个戒指！你给谁戒指？你说！你给谁戒指？说呀！"

想不到这样也能挑起夫妻两人的战争！此时，不能说话的刘先生，却是老神在在，继续在画中的手心里默默画着一些东西，一点也不理会周遭的骚动，似乎颇有兴致画画，也似乎憋了许多想表达的东西。但此时刘太太已情绪失控，开始歇斯底里地哭闹，抢着刘先生手上的笔。我们已无法继续下去，只好草草结束。

永远无解的谜

之后，刘太太对我产生了敌意，拒绝再给刘先生画画的机会。她对别人说："那也叫治疗吗？还不是会死！"而我也只能屡次远远地探视，遥望这一对绑在一起的"囚犯"。

但是刘先生的病情一天比一天恶化，我知道这样下去能帮助他的机会越来越少，心中不无遗憾。一直等到一个多礼拜后，才终于让我逮到刘太太不在的空当。

这时刘先生已虚弱了许多，但仍有极高的意愿动笔。他先是以红色彩笔画了一条大鱼，然后在旁边写了许多字。不过只有"鲜鱼"两个字特别清楚，其他字全潦草到不可辨识。另外又画了一幅像蝴蝶似的两大团椭圆形的块状物，旁边亦洋洋洒洒写了不少字。但可能他的视力已差，手指更加僵硬无力，因此笔迹凌乱、线条分散，似乎隐约有"人为刀俎我为鱼肉……"的字夹杂其中，此外皆难以辨识，他到底想说什么呢？

不过，那是永远无解的谜。因为那就是刘先生的最后一次机会，直到他过世，都已无法再借由画表达他的心声了。曾经官拜上校、在战场叱咤风云的刘先生，谁知人生最后一段路却走得如此不堪！

"冰冻三尺，非一日之寒"确实是这对夫妻的最后写照。他们双方如此痛苦，其实问题的种子早已埋下。

这样的婚姻谁能说它不是一种"时代悲剧"下的产物？但今天有多少这类的夫妻问题在安宁病房里一场场地上演，对病人与家属双方造成何等痛苦的折磨！

助人者也需要被帮助吗？

艺术治疗在刘先生身上可以说是没有机会真正开始，令人惋惜！但这个故事让我们看到，目前在医院里做艺术治疗会遭遇的问题之一就是家属的阻挠。

不像在美国医院里有大量的护工与义工，中国台湾的医院在医疗人员编制与民情上，普遍都还是由家属负起照顾病人的责任。因此，在医院中由妻子、儿女伺候病人，几乎是理所当然的事，否则病人的家属很可能遭受指责。

然而，一个已经精力耗竭的照顾者，绝不可能有良好的助人质量。相反地，还有可能造成更大的伤害，那才是最可怕的！

在"渐冻人威廉"的故事中，我们看到他的妻子可以因他的病而诉请离婚，看似无情，但若比较起刘太太对丈夫的折磨，那未尝不是一种更人性的做法。

长期照顾病人的家属，往往才是更需要被照顾的人。尤其在现代社会忙碌而竞争的生活中，要求家属扮演照顾者的角色，确实有现实上的困难。刘先生的故事反映出助人工作最重要的一个议题，那就是：助人者如何自助？不论这助人者是专业工作人员、家属，还是义工，都需要先学习自我照顾，才可能有助人的品质。

目前在台湾专业助人工作者有限的情况之下，更需要依赖非专业或半专业的助人者，即家属、义工或志愿者，因此这些人如何自助更是急需关注的议题。

他山之石

西方心理治疗被引进中国台湾才不过短短数十年，一切仍未成熟，需要更长的时间与其他条件的配合，才能慢慢地扎根、发芽与茁壮。在此过渡时期，我认为美国安宁医院培养义工、善用义工与训练义工的方式，颇值得我们借鉴。

在美国安宁医院培训义工，是由医院中义工部门的专人负责。接受完整的训练所培养出来的人，并不需要非当义工不可。他们认为这就是一种社会资源，受完训的义工可以回到小区，为住宅附近的邻里提供帮助，是一种为推广小区服务所做的训练。

由于美国义工观念的普及，一般人都乐于参与义务服务工作。当安宁医院在招收义工训练时，我发现参与者极为踊跃。

我也好奇地去报名参加。记得第一天看到宣传主题时还大吃一惊，因为上面大大的标题写的是：想要帮助别人是何等自私的事。

随着一次次的课程，我才终于了解那标题的意义。整个训练的重点就在于强调义工的个人心态。在安宁病房中，没有人希望自己是被帮助者，每一个病人都恨不得可以跟义工交换角色，所以在这种地方摆着一副"助人者"的姿态是极不恰当，甚至是粗暴的。

没有人会希望被"可怜"或"同情"，即使临终病人也有尊严的需求。同情心易使人以"善人"自居，令病人愤怒与沮丧。在训练初期首先必学的观念，就是一个病房义工要了解自己才是"获益者"，而非"给予者"。

在训练课程中，要事先将义工可以从服务临终病人"得到"什么好处端上台面，一项项地好好算清楚，甚至包括只要服务得够资深，当自己临终时还可以优先排到床位这一项。

当然他们绝对有资格做这样的倡导，因为在医院里，我们可以学到最珍贵的一课就是"生命"。每位病人都用他们的死亡教导着我们，而这样昂贵的学费是没有人付得起的！

从自我探索开始

　　训练课程的重点是从"自我探索"开始，而不是"要为病人做什么工作？"期望义工陪伴时能够全心全意地"在"那里，是强调有质量的陪伴胜过于忙着为病人"做"什么。

　　义工在安宁病房里的功能无可取代，因为一个临终病人的心理安适有时需要来自全然陌生的人！这又是另一个特别的观念。

　　临终病人的亲朋好友看见病人肉体的衰败，难免会与从前做比较，因而惊惧悲伤。即使嘴里不说，病人也可以从来访者的眼中照见自己的不堪，彼此内心都波涛汹涌而没有平静。此时，越是忙着为病人做什么或越自以为是，往往离病人越远，使得病人常感到孤单与无助。

　　而义工并不会知道病人过去的模样，他们要面对的就是当下，完全不跟过去做比较，也没有各种情绪的负担。这正是一名优秀称职的义工所能提供的最佳服务：一颗安静的、稳定的、在当下的心，能带给病人的安适是无可取代的。

　　此外，人们的肉眼习惯于被外表所迷惑，若没有一颗敏感、细腻、体贴的心，如何看得见临终病人在衰败的躯壳之下，隐藏着完整的心灵呢？因此，在整个训练中为受训者安排了增强敏感度、学习同理心、自我探索与灵性提升的课程。

这部分的课程一点也不浮于理论，而是由医院里的心理工作人员与牧灵人员所带领参与，当然也包括了艺术治疗师。参与者在过程中不只调整了各自的观念与心态，更经常借由创作进入艺术的领域，在体验真、善、美的历程中被触动、洗涤、提升和改变。

训练课程结束时，成员明显地在敏感度、同理心、自我了解与对生命的尊重上大有进步，而这些能力提升都为安宁病房义工服务质量的保障提供了最重要的帮助。

同时，艺术已经在这群准义工身上发生了作用。当一个人被美感经验穿透、提升灵性之后，进入安宁病房时，会以一颗频率相近的心去贴近和感受临终病人心灵层次的需求。

其次，因为非专业助人者凭借的是满腔热情，这样的热情何其珍贵，更需要学习如何在助人之路上坚持自己，而不半途折翼。除了充实的训练课程带给人的成长之外，更重要的是在工作过程中加强自我照顾。他们和专业助人者一样需要督导和支持团体的照应。

生命中的礼物

在安宁病房的工作者分享彼此共同的体验，正如欧文·亚隆在其书中所谈到的：这工作的报偿极大，获益者确实是自己。这样的工作让人成长，让生命改变，最明显的变化是：不再以为在世上所拥有的一切是理所当然，更不再像过去一样让自己老是忙与盲，并没有真正地活着。

愿意面对死亡本身就让人灵性提升，这情形不只发生在病人身上，也发生在安宁病房中的工作人员身上。他们发现自己变得更愿意开放、冒险、付出、拥有更多自由，更珍惜与人的心灵交会。死亡让所有人变得平等，彼此相爱，因爱而紧密联结。

特别是与临终者工作的人有一种共同经验：常会从一般日常的、规律的以及琐碎的生活中跳开、停顿或退出，去检视自己正在做的事情的重要性。经常警醒地调整生命中的先后顺序，活在当下，以更果决和真诚的态度活着。

艺术治疗与临终关怀

　　"那也叫治疗吗？还不是会死！"当故事中的刘太太这么质疑时，我并不觉得意外，因为这就是目前台湾对艺术治疗与临终关怀普遍不了解的反应。

　　但是最令我错愕的经验是，有次我在医学院演讲之后，这完全一样的问题竟是由一名医学系学生所提出："那也叫治疗吗？病人还不是一样会死！"让我顿时愣住！如果我们未来的医师竟也无法了解死亡与治疗的关系，那可就令人不安了！

　　事实上，今日的医疗科技再进步，也从未能让一个人不死。即使外科手术能够帮人摘除毒瘤，也就是所谓的"治愈"，但病人不也是终究会死吗？如果治疗的意义只在于"不死"或"痊愈"，否则就不叫"治疗"的话，那么，所有的"医疗"都毫无意义了！因为人最终都注定会死亡。

　　正由于疾病与死亡的无可避免，人们因此遭受各种恐惧、失落、哀伤的心灵之苦。若没有心理治疗的介入，使人心灵安适，使人坦然接受生老病死的命运，使人终能达到生死两相安的地步。那么，目前医疗科技再发达，终究还是让人失望的。

最后的句点

当一个人住进安宁病房，不管生命中活过多少精彩岁月，面对过多少困难忧患，经历过多少峰回路转，在安宁病房里都是到了必须做结束的时候了。这就像一篇文章或长或短，在起承转合中已不知不觉写到了最后的"合"，结束的美好可以让整篇文章活起来。最后的句点就像画龙点睛，可以羽化而去。

当然每个人终其一生所累积的心灵痛苦，不可能在最终阶段才被"清除"或"治愈"。心理上的创伤和肉体的创伤一样，都需要时间慢慢修复，持续地关怀、支持与有质量地陪伴，帮助病人寻找力量以求安适，才是心理治疗的根本。

然而，在临终病人身上运用艺术治疗，的确不同于运用在其他群体上。一是因为危机就是转机，死亡的逼近，使人被迫去面对生命的本质，增强改变的动力，例如本书中海伦的故事即为一例。二是病人因立即碰触生命核心的议题，可以在"顿悟"之后达到心灵的巅峰状态，即使离世时也不会再坠落，例如故事中的潘妮与阿强。

在安宁病房运用艺术治疗时，通过病人的专注创作就已有了疗效，因为病人可以暂时进入一个创造的世界，忘却现实的困境。同时，在过程中也纾解了焦虑、愤怒、恐惧等各种情绪。至于治疗技术的介入，则因人、因状况而各不相同。

老亨利的警惕

在美国安宁医院中，曾有一位治疗师常遥指着病人老亨利，很坦诚地告诉每个新来的实习治疗师"那个病人是我失败的个案"，并且焦虑地希望其他治疗师可以试着挽救。

原来那位病人亨利是个老好人，一生友善和气，遇事退让，从不与人争执。到了晚年住进安宁病房，子女还霸道地要求他先分好财产，他虽觉得不快和委屈，但一如他往常的作风，准备要顺应子女的要求。

这时他正接受艺术治疗，过程中坦露自己的不满与无奈。治疗师为他设定积极的目标，并鼓励他采取行动，于是老亨利开始了与子女们有生以来的第一次谈判。想不到，孩子们不但没有如他所愿地悔悟，反而更加叛逆，与他发生了激烈冲突，于是老亨利突然爆发了，将财产全数捐给了慈善机构！这下可惨了，他的子女绝望之余，再也没有来探望他。

从此以后，老亨利成了孤单老人，落寞地独来独往。没有人知道他是否悔不当初，只见他明显地退缩，把自己封闭起来，不再与任何人交谈，也不再接受任何治疗。他从未表示对那次治疗的看法，但所有治疗师都无法说动他再接受治疗。

之后，如果老亨利很快地过世也就罢了！偏偏他拖了很久，痴痴地等，直到一年后才孤独地死去，而他等待的子女始终未曾出现！让人不禁感叹：治疗的意义何在？

老亨利是我们学习的负面教材，他孤独的身影烙印在每个人的脑海里。这个例子让我们深深警惕：治疗目标与技术的拿捏必须极其谨慎，不当的介入可能造成无法弥补的伤害。如果因治疗师本身判断有误，这伤人的刀是双面的：不只对病人造成伤害，治疗师也会有罪恶感与自责，助人之路可能走不下去。

真实呈现

病人的作品可以成为一种媒介物，帮助他表达内心的感受。当涉及死亡的题目时，所呈现的图像亦多是象征和隐喻，例如枯树、通道、黑色小船、蝴蝶、十字架、天使、骷髅或通往天上去的河流，等等。当病人描述这些作品时，我们可以倾听，适时给予响应，仔细聆听和接收故事背后隐藏的信息，进一步帮助病人厘清模糊、混乱和复杂的情绪。

例如愤怒的深层隐藏情绪也许是恐惧或不甘，也许是担忧，也有可能是不舍与牵挂。奇妙的是，往往在厘清真正的感觉时，病人会有一种释放、被接纳与被了解的感受。这对帮助病人放松有很大的功效。

这样的厘清工作在没有辅助作品的辅助时，是很难做到的。因为复杂莫名的情绪本就难以说出口，何况人们使用语言的习惯通常经过修饰和合理化，不像非语言的艺术创作所呈现的那么真实。

不同于其他认知的学习模式，艺术创作提供一种专注的活动来释放焦虑，以及一种内省的觉察来摆脱困境。它可以是一种深层经验的学习过程，也可以只是一种纾解情绪的娱乐活动。

但这样的放松与表达，胜过了用千言万语去谈论"道理"。何况，谁又真的"知道"死后的世界？没有什么比"假装知道"更令病人反感的了。

黑色幽默

事实上，一般人无法想象安宁病房中的病人除了痛苦与哀伤之外，还能发展出一套独特的"黑色幽默"来调侃自己，例如下面这个"有什么好担忧的？"的题目即为一例：

如果你是健康的，有什么好担忧的？但如果你病了，那么就有两种可能：

（一）如果会痊愈，那么就没什么好担忧的。

（二）如果你会死，那么就又有两种可能：

    1. 如果你死后上了天堂，那就没什么好担忧的。

    2. 如果你下了地狱，那么你会忙着和亲朋好友握手寒暄，你根本就忙得没有时间担忧；所以，有什么好担忧的？

这样的"黑色幽默"在安宁病房中流传，形成一种独特的文化，恐怕是一般人难以想象的。何况在临床经验中，我们多少能体会到"死亡"这个课题有太多未知与神秘的东西，是今日科技与各类专家仍无法解开的谜。因此，我们只能基于尊重的原则，以一颗稳定、安静的心，有质量地陪伴病人走完最后一段人生旅程。

冲破死亡线

在艺术治疗过程中，除了个人创作与分享之外，也常用共同创作的活动来冲破死亡线，让病人得到最大的安慰。例如"共同编织"象征着彼此的生命已交织在一起，因此肉体的死亡并不等于生命的结束，它可以借由活着的人继续传递下去。

此外，不论病人全家一起绘画也好，做拼布画也好，完成的作品都象征着全家人血脉相连，永远是一件完整的作品。看见这样的作品，往往让病人产生很深的感动，终能放心与放下，故事中海伦的亲朋好友共同创作的拼布画即为一例。这样的过程充满了神圣与神秘，有一种超越死亡的力量，唯有真正参与过的人才能体会。

事实上，哲人克尔凯郭尔在谈论"死亡焦虑"时曾指出：恐惧是害怕"特定的某种东西"，而焦虑是害怕"不确定的什么东西"。无法了解也无法定位害怕，就无法面对，反而无所不在，成为更可怕的寂静。这引发了更大的无助与绝望感，因而产生更进一步的焦虑。

存在主义心理学家罗洛·梅亦曾写道："如果我们能把对无物的害怕，变成对某种东西的害怕，就能发动保护自己的战争。也就是说：我们可以寻找方法来对抗所害怕的事情，或是发展神奇的仪式来安抚它。"罗洛·梅的这段话，实际上已经为艺术治疗如何运用于安宁病房做了最好的诠释。

故事中潘妮将抽象的"疼痛"与"力量"具体地画出来并加以运用，阿眉画出的由小变大的蛇、海伦的抽象水彩画、阿雄的袋鼠、阿强的牛……皆是其中的一些例子。

借由十个艺术治疗的故事，我们看到当艺术治疗与临终关怀结合时，死亡也可能变得美丽。当人们可以不那么畏惧死亡时，生命将会活得更精彩，诚如印度诗人泰戈尔所写：生时灿似夏花，死时美如秋叶。

继续向前走

　　一九九二年我刚到美国时，前两年是在纽约曼哈顿的视觉艺术学院上课。尽管走在那拥挤的街头和地铁中，我的心却感觉像匹脱缰的野马，奔驰在一望无际的草原上！那是一种莫名的、属于纽约特有的自由和解放感，似乎一切有形与无形的界线都被打破了。

　　当我在学院修"艺术治疗概论"这门课时，就已在纽约美国退伍军人医院和圣文生医院实习，内容包括实际设计教案、参与病人活动、访谈各类型艺术治疗师。当时的我甚至无法分辨医院里谁是治疗师，而谁才是真正的精神病人。

　　这门课程令我大开眼界，它提供了丰富的现实情境让学生去体验，并非关在象牙塔里的教学方式，这引发了我更大的兴趣。然而，会让我决定正式申请在艺术治疗研究所继续深造的原因，其实是幸运地遇见了不少启蒙我的、在纽约教艺术的老师。他们一再地通过我的作品看见了我，而我，通过他们的眼睛看见了自己。

决定性的一幅画

当时的我仍在犹豫：是继续留在美国，走向未知的、可能艰辛的漫漫留学长路，抑或回到中国台湾过安逸稳定的生活。摆荡在这两者之间的我，只能不断地投入创作。

有一天，我在随身素描簿上画了一张约手掌大小的草图。那是一幅黑夜的山景，画中到处是悬崖与峭壁。远远望去，有一部车行驶在狭窄蜿蜒的山路上，四周一片漆黑，衬出那车灯微弱的光亮，我告诉自己："车灯虽小也够了，只要继续往前开，就没问题！"

不过，我的老师对这幅画却有不同的意见。他皱起眉、眯着眼，看着我的画，过了一会儿，转过来看着我，又转回去对着那幅画沉思。之后，简短地对我说："你可不可以把这幅画放大看看？尽可能地放大！"

于是，我在我的房间墙上钉上相当于两份报纸大小的纸张，来放大这幅小画。就在我完全没有心理准备的情况下，这张画竟然让我掉入一种前所未有的恐怖境地。第一次，我被艺术的巨大力量所震慑！

　　当时我画着画着，不自觉地使劲挥舞手中的黑色炭笔，只听见笔尖划过纸面粗暴刺耳的声音，全身随着大弧度粗犷的笔触越来越强烈地晃动，而周围的一切不知何时已悄悄地改变。我突然发现自己仿佛身在画中，正在深夜的山里开着一部车，四周矗立着的黑色山峦就像妖魔鬼怪，刹那间我惊恐万分！心脏用力撞击胸口，呼吸急促，只觉黑暗在四周紧迫追随，就像一头巨兽，眼看着将我吞噬！而我，只能睁大眼睛，紧紧抓着方向盘，盯着前方微弱的灯光向前驶去⋯⋯

　　恍惚中我失手摔落了笔，炭笔断裂的声音让我回到现实。一时之间我不明白刚才发生了什么事，竟然吓出一身汗，还心悸犹存。

消失在画中

　　当我向老师描述这段不可思议的经历时，他非常仔细地聆听，却不予置评，只简短地建议："那么，下次你可不可以把这幅画改成白天？"我心想这次绝对没问题，因为我从前在国内主修国画，对画崇山峻岭颇有自信。

　　没想到我错了！这一次竟然比上次更惨！它竟让我越画越焦躁，越画越生气！因为每当我企图在画好白天山景的画面中加上一部车时，这部车就会神奇地消失在画中！我这才发现由于白天的光线使得万物争艳，在纷乱交错的形形色色之中，渺小的一部车是绝对无法被突显出来的。那么，我要怎样才能让这部车被看见呢？

我试了一次又一次，试到甚至恨起这幅画来，产生了一种几乎是非让车子出现不可的疯狂！但是我越刻意去突显这部车，整个画面就越惨不忍睹！我试了又试，直到筋疲力尽，才终于放弃。

这整个过程是如此出乎意料，被激荡出这么强烈的情绪，对我来说是极为奇特的经验。这是怎么一回事呢？我只好沮丧地回到我的老师面前，他仔细听完之后对我说："好！让我们再回到第一幅小画。现在，你对这幅画有什么感觉？"当我再重新面对原始的小画时，突然有了一个大大的顿悟：我要的不是那灯光，我要的是那黑暗！

原来，把自己摆在如此险恶的环境里，去激发潜能才是我要的。重点是：人生路上的五光十色会令我迷失，唯有在黑暗中看好前面的小小灯光，一步一步地向前走，才能将力量凝聚起来，真正地走出自己。

那一次，老师帮助我看见视觉艺术治疗的力量，也帮助我终于下定决心继续往前走，并且走得心甘情愿、无怨无悔。

也正因身在黑暗中，一路走来我才真正看见许多星星的闪耀。

极大恩宠

艺术治疗的学习历程充满了惊险与波折。这旅程，若不是亲自体验艺术治疗的奇妙，深刻感受到它对人的影响，不断身临其境地被这力量所折服，我势必无法通过各种考验走完全程。这趟艺术治疗的探索之旅，受惠最大的人其实是我自己。

难怪艺术治疗前辈们形容：能够从事艺术治疗工作的人，实在是拥有极大的恩宠。

想起当年学习国画时，老师们会先严格要求窗明几净，桌上的文房四宝有一定的摆置。学生正襟危坐，双脚平放地面，之后才静心磨墨，以顺时针方向一圈圈缓缓磨着，一边深呼吸调息运气，待砚台中的清水慢慢地变黑变浓，预备工作才算完成。这时才正式开始动笔作画，整个过程如仪式般，是极其刻板讲究而又一丝不苟。

并且，不论书法或绘画，更是要慎选临摹的对象，而注重的是画品、气韵、格局、意境，更胜于注重技巧流派。选定后，再一笔一画地临摹，以虔敬谦卑的心试图融入大师作品中的深远意境。

例如画一幅空谷幽兰，在"左一撇，右一撇，中间破凤眼"的顺序中，老师会要求每一笔兰叶都要弹性优雅，可以翻转却不折断，透露出一种清高孤傲，蕴含着"人不知而不愠"的气息。在临摹过程中，想象一株兰花置身"千山鸟飞绝，万径人踪灭"的深山悬崖上，犹兀自吐露着芬芳。

这种沿袭传统、墨守成规的教学法，需要学生内敛、稳重、沉得住气，常使许多年轻学子感到困厄、苦闷、无法理解。比起西方绘画题材与内容的自由，不免深深怀疑中国艺术的创意何在？但老师们的回答总是："基本功夫都练不好，谈何创作？"

临摹的奥秘

其实当我们临摹大师的作品，不论画的是四君子或花鸟山水，不论是各宗或各派，就在那一笔一画、用心专注的临摹之间，我们已经在学习着大师一生的修为。从笔墨功夫的练就中，承袭着大师丰厚的内涵。中国艺术创作的目的，不是为了画出一张旷世巨作，而是在传承理念，创造天人合一，通过艺术活动去成就一个身、心、灵平衡的人。

　　或许，中国文化早已发展出一套成熟与完整的艺术观，迥异于西方的系统。并且，它早已发现了现代西方艺术治疗的观念与哲理，以临摹来培养心灵健康的人。只不过在代代相传中，在只知其然而不知其所以然的情况下，反将"临摹"视为中国绘画毫无创意的证据。在长期受到误解和贬抑的情况下，失落了中国艺术的精髓。

　　当我有了这个体悟之后，对艺术的治疗力量有了更深的信念，并将此议题留作日后进一步研究的方向，或许能还给中国传统绘画中的"临摹"一个更深的意义。让我们都能以一颗更开阔的心来看待艺术治疗。

Q&A意外创伤儿童的艺术治疗

"我的孩子自从意外发生之后就很黏人，常常哭闹和做噩梦，让他画画有帮助吗？"

"我的孩子整天不说话，都在画些我看不懂的东西，有什么办法可以了解孩子的画呢？"

这些都是意外创伤孩子的父母常会问的问题。在孩子不幸遭遇意外之后，伤心的父母除了全心照料孩子肉体上的伤痛之外，对于孩子心理的创伤反应，如表现出退缩、呆滞、暴怒或易受惊吓、木然等，常不知所措。艺术治疗在此时可以提供什么帮助呢？

一、何谓艺术治疗？

艺术治疗是一种通过艺术创作而做的心理治疗，在欧美国家已被广泛地运用于医疗与教育界之中，尤其对于儿童因意外伤害所造成的心理问题，更是有显著的疗效。

　　艺术治疗是结合了"艺术"与"心理学"的一门专业，因此它逐渐发展出两大学派。一是："利用艺术创作而做的心理治疗"，此学派认为艺术作品是从潜意识流露出来的一种象征性符号，必须再通过语言的诠释与探讨，才会有治疗的效果。二是："艺术创作的过程即治疗"，因为当一个人专注于创作时，生理、心理都会产生变化，不只是血压、脉搏、脑波在改变，肌肉也能放松，情绪得以纾解，享受了超越时空的自由，身、心、灵亦同时得到了调整。在这样的过程中，语言的诠释与探讨就不是那么重要了。因此，此学派认为艺术创作的过程就是治疗，甚至创作与治疗可以同时完成。

二、艺术治疗如何帮助意外创伤儿童？

　　从"艺术创作的过程即治疗"的角度来看，当受伤儿童愿意动手创作时，即开始了心理治疗。

　　由于创作本身就有释放情绪、达到放松的效果，因此不论孩子的创作是什么，即使只是任意涂鸦，只要孩子能专注与投入，他便暂时忘却了伤痛，而内在也自发性地开始疗愈的运作。

三、当孩子拒绝动手创作时怎么办？

　　并非每个孩子在一开始都会愿意动手创作，但是，不管孩子拒绝的理由是什么，我们都要先尊重孩子的意愿。甚至很多时候，我们更是有意地给孩子提供练习说"不"的机会。因为心理治疗要传达给创伤儿童的第一个信息是：孩子，不管你伤得多重，你仍然有选择的权利，并非从此任人摆布。

这是为往后的心理复健奠定重要的基础。尤其在意外发生后，孩子受到的惊吓有许多是来自大人的反应，当大人们仍沉溺于追究责任所引发的强烈情绪时，孩子会有极度的不安全感与自我怀疑。此刻他最需要的是全然的接纳、一再保证与足够的时间来缓和情绪。

重新建立孩子的安全感才是心理治疗的首要工作。

四、如何引导孩子愿意跨出创作的第一步？

有效引导孩子愿意动手的方法有许多，原则上是要先考虑孩子的肢体功能、手眼协调能力、体力与耐力，然后再为孩子设计出难易度适中、能引发高度兴趣的活动。此外，要使用容易操作但完成后的满足感与成就感较大的一些媒材。尽量让孩子有自由发挥的空间，而不受限于默认的完成模式。

引导时，亦是因人、因时、因地而不断创新与变化。例如孩子可能会被"视觉上"亮晶晶的各色珠子所吸引，而愿意穿出一条美丽的项链，这对他来说就跨出了第一步。

但同样的媒材对另一个孩子来说，或许是幼稚而无趣的。他可能需要"触觉上"强而有力的东西，例如用蜡笔使劲地涂或狠狠地敲，在画面上制造出一场世界大战等。

此外，今天对串珠有兴趣的孩子，明天或许除了黑色蜡笔之外，什么也不想要。不过，只要孩子愿意动手创作，跨出第一步，他便已进入艺术治疗的领域。

五、如何鼓励孩子开始画画？

倘若孩子不肯动笔，但能够以口语互动时，我们也可扮演他的工具，供他使用。例如可以一边共同翻阅旧杂志，一边问孩子："你喜欢哪一张图片？我帮你剪下来。"剪下来之后，拿出图画纸，问："你喜欢把这张图片贴在图画纸上的什么地方？我帮你贴。"贴好之后再问："你看这图片旁边的空白地方会有什么东西呢？你说说看，我帮你画。"慢慢地，图画纸上除了图片之外，已越来越丰富，增加了许多由图片延伸出来的景物，之后再问孩子："这张画里好像有一个故事哦！你说说看，我帮你写。"

如此一来，孩子即使没有动手，也已不自觉地慢慢走进图画的世界里。孩子若不是双手无法动弹，我们还可以更进一步"不小心"画错他的指令，或"听不懂"他的要求，那时，孩子便忍不住想自己动手了。

这只是许许多多引导方法中的一个例子而已。只要是真正关心孩子，愿意用心去了解孩子的个性、兴趣和习惯的人，就有能力去掌握引导的要领与契机。

另外，有时团体的力量更能激励孩子的创作欲望。让几个孩子在一起创作，可以增进彼此学习的机会。尤其在不同的创作方式、互动与分享当中，孩子感觉不孤单，并且学习从不同的角度看待事情，可以有更宽广的视野，提高容忍挫折的能力，这种团体治疗的效果有时是个别艺术治疗所达不到的。

例如曾经有个孩子在团体中，每次只用黑色蜡笔用力涂满整张画纸，什么话也不肯说。有一天他来团体治疗时迟到了，自行加入已围成一个圆、正在作画的伙伴中。他坐下来，打开蜡笔盒盖，突然他的手停在半空中，因为黑色蜡笔用光了！就在那一刻，所有孩子不约而同向他伸出手——手中全都拿着自己的黑色蜡笔要给他！大家都愣了一下，笑了！为了如此有默契的举动，也为了彼此心照不宣、默默支持的力量。这孩子突然发现：他那一直以来没有说出口的声音早已被听见了，并且得到了响应，从此就有了转变。

六、如何鼓励孩子画了之后愿意说？

当孩子已经愿意动手创作，但对于完成的作品不愿说任何话时，我们也不要去勉强他。切记：创作本身就有治疗的效果，孩子肯动手才是重点，任何对作品的批评、分析、解读，或过度的赞美与追问，都会让孩子感受到威胁而退缩，甚至放弃。

经常可以听见父母这样的反应："整天就是画这些怪兽，不能画点别的吗？""哎！蝴蝶怎么画得比狗还大？"在《小王子》这本书中，作者小时候不也是因为大人们总是无法分辨一条蟒蛇和一顶帽子而放弃了画画吗？若是大人们能问孩子："要不要说说看，你画的是什么？"孩子的感受就会不同，再加上以"我"为开头的说法："我看到你用了好多的红色。""我喜欢这朵小小的花。""我觉得这幅画里好像有一个故事。"……更能鼓励孩子开口。

当孩子开口谈他的画时，我们就必须用心倾听，可以使用同理心的技巧，并且尽量以"开放式"的询问与他互动。例如："这幅画给你什么感觉？"会比"这幅画让你害怕，对不对？"更恰当，因为当孩子只能回答"对"或"不对"时，谈话便趋向封闭，无法开展。何况这样的问话有时容易导入大人们预设的方向，并非孩子真实的感受。

七、如何由孩子的画进入他的内心世界？

除了倾听孩子的描述之外，更要用心观察孩子的画。画中有哪些部分是特别强调、夸张的？有哪些是特别简略、潦草或遗漏的部分？另外，孩子在画中的构图、笔触、用色、内容，全都透露着内在的信息。只是，这些信息必须由专业的艺术治疗师来判断。一般人只要做到鼓励孩子去创作与描述，就已经达到了"艺术创作的过程即治疗"的效果，而不必急于去分析。

虽然坊间亦出版了一些分析图画的书籍可供参考，但尽信书不如无书，心理治疗并不是以"发现问题"为目标。企图寻找孩子的问题，还不如用心陪伴与鼓励孩子不断地创作下去。

即使从孩子的描述中发现冲突、矛盾与困扰，我们亦可用前面所提的"我"开头的响应方式。"我听见你说这只猪讨人厌。""我感觉你好像生这只猪的气。""我喜欢你刚才说的故事。"……有时只单纯地复述孩子的话，就可以达到最大的效果，因为让孩子感受到"我真正被听见"而愿意说更多，那才是进入孩子内心世界的最理想方式。

另外，复述孩子的话经常可以帮助孩子客观地整理自己的想法，让他有新的发现，从而开始用不同的角度去思考。

八、如何设计一个治疗性的创作活动？

当我们希望与孩子做深层的沟通时，必须先建立安全感，再在适当时机慢慢导入针对孩子的状况而设计的活动。例如面对一个仍在伤痛中的孩子，我们可以先在纸上画出一座山的线条，加上一棵树，之后交给孩子，说："你看，这里有一座山，山上有一棵树，树下有一只受伤的动物……你来画画看，会是什么动物呢？"只要让孩子愿意接着画，不管故事怎么编，都会有他自己的影子在里面。

例如这只动物的性格、它是怎么受伤的、对受伤的感觉以及目前的渴望……，其中包含着孩子无法说出口的种种情绪，通过这样一个隐喻的、有距离的、安全的空间，孩子才有机会轻轻碰触他那伤痛的心灵，去经历他的恐惧、自责、愤怒或担忧。在一个可以被忍受的状况下，他再次面对自己受伤的事实。通过这样创作的历程，慢慢地释放隐藏的情绪，去探索、整合，最后再回到现实，这便是一个创伤心灵走向复原的必经之路。

另外，孩子若画了一艘小船在大海里漂流，并且描述："我觉得它好孤单"时，可以建议性地说："我们来帮它靠岸，好吗？"让孩子选择他要的港湾。若孩子画了在山林里迷路的小狗时，可以建议："突然，小狗听到远处传来主人的呼唤声……"诱使孩子让剧情发展下去，成为一系列的故事画。

有时也可与孩子共同创作，例如画出另一只动物与原先孩子画的受伤动物对话，视孩子当时的状况去扮演支持者或挑战者……都是一种与孩子互动的方式。这样产生出来的力量，会比去分析孩子的画有更大的治疗功能。

九、为什么不要轻易去分析和解读孩子的画？

除了问题六提到过度的询问与刺探会使孩子退缩之外，更重要的是：心理治疗中"发现问题"并不等于"解决问题"。许多人企图分析孩子的画，好像只要读懂了便找到了答案。事实上，每个孩子都有自己的绘画语言，没有公式可套，任意猜测或自以为是，只会造成反效果，这是得不偿失的做法。

心理创伤和肉体伤痛都需要时间慢慢修复。持续的关怀、支持与有质量的陪伴，才是艺术治疗的本质。

十、艺术治疗师扮演什么角色？

为创伤儿童做治疗时，艺术治疗师是在为孩子创造出一个最适于疗伤的时空，大多数时候也是把自己化成这安全环境中的一环，静静守候。只有在必要时，才会把需要传达的信息悄悄地通过隐喻故事编进孩子的图画里。

　　通常艺术治疗师会依孩子的需要适时变换角色，有时像孩子的美术老师，有时像心理治疗师，有时更像一个艺术家。然而，最重要的角色是：全然地接纳与陪伴一颗受伤的心灵，为它神奇的、令人敬畏的自愈能力做见证。

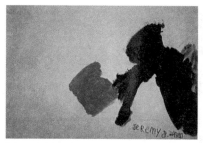

图1 我的家（已被小杰用大笔抹去），
小杰

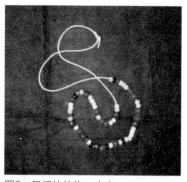

图2 最后的礼物，小杰

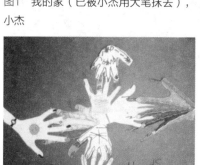

图3 互相帮助的手，小杰与舅舅全家

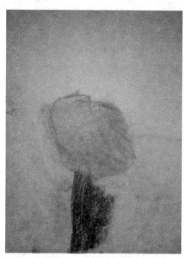

图5 一棵正在被砍的树，小杰

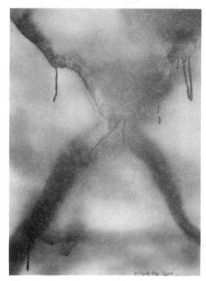

图4 一个大大的、血淋淋的"X"，小杰

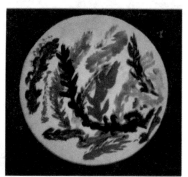

图6 曼陀罗，潘妮

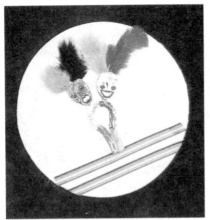

图7 苦笑人生，潘妮

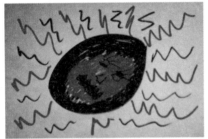

图9 查理（疼痛），潘妮

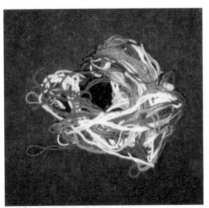

图11 纠缠的毛线团，潘妮

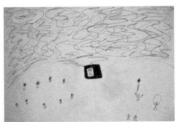

图8 孤寂，潘妮

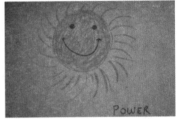

图10 阳光（力量），潘妮

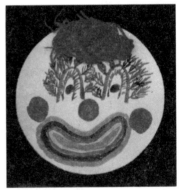

图12 小丑的脸，潘妮

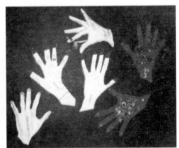

图13 家人的手，潘妮